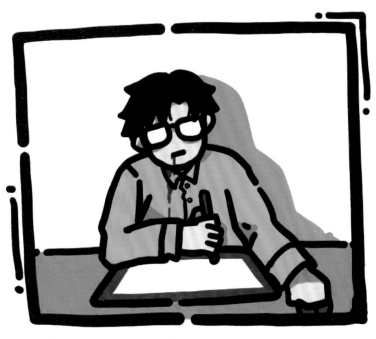

大家好，我是本书插图绘者多田。
没有什么想说的，就是想告诉大家我
已经画到吐血了。
希望大家能看得开心！

U0390451

从怀孕到育儿 奇奇怪怪的知识 增加了

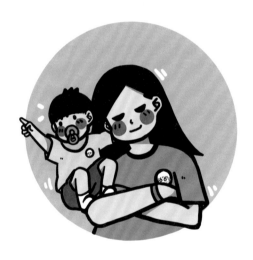

大拖拉 著

我有很多田 绘

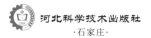
河北科学技术出版社
·石家庄·

图书在版编目（CIP）数据

从怀孕到育儿奇奇怪怪的知识增加了 / 大拖拉著；
我有很多田绘 . -- 石家庄：河北科学技术出版社，2023.7
ISBN 978-7-5717-1550-2

Ⅰ . ①从… Ⅱ . ①大… ②我… Ⅲ . ①妊娠期—妇幼
保健—基本知识②产褥期—妇幼保健—基本知识③婴幼儿
—哺育—基本知识 Ⅳ . ① R715.3 ② TS976.31

中国国家版本馆 CIP 数据核字 (2023) 第 092524 号

书　　名：**从怀孕到育儿奇奇怪怪的知识增加了**
CONG HUAIYUN DAO YUER QIQIGUAIGUAI DE ZHISHI ZENGJIA LE
作　　者：大拖拉

选题策划：北京品雅文化有限公司

责任编辑：李　虎

特约编辑：段会敏

责任校对：徐艳硕

美术编辑：张　帆

封面设计：李爱雪

出　　版：河北科学技术出版社

地　　址：石家庄市友谊北大街 330 号（邮编：050061）

印　　刷：北京天恒嘉业印刷有限公司

经　　销：全国新华书店

开　　本：880mm×1230mm　　　1/32

印　　张：6

字　　数：200 千字

版　　次：2023 年 7 月第 1 版

印　　次：2023 年 7 月第 1 次印刷

书　　号：978-7-5717-1550-2

定　　价：58.00 元

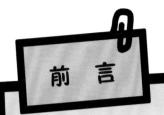

前　言

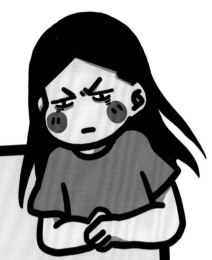

　　大家好呀！我是大拖拉，一个非常典型的"90后"叛逆妈妈。经常有人问我为什么叫"大拖拉"，其实就是字面意思，我太有自知之明了，那种勤劳勇敢、精力充沛的妈妈形象永远不属于我。要不是因为女儿比较可爱，生完孩子后我可能都要皈依佛门了。

　　我常常想：怎么生孩子之前自己做了那么多功课，等真的怀孕还有那么多始料未及的事情呢？真的。每一天都有新的关卡在等我，新的任务在迎接我：为什么我老公变得臭臭的呢？孕吐到底什么时候才能结束？为什么别人怀孕还那么瘦瘦美美？为什么生完孩子我的肚子还这么大呢？这孩子生完怎么脏兮兮的？月子都坐完了怎么我还没觉得自己当了妈妈呢？说好的母性的光辉呢？

　　要是当时能有人告诉我，怀孕之后身体会有什么变化，会面对什么情况，我会不会就能少一些手足无措呢？一直以来，我对自己的评价都是超级无敌乐观少女，然而在怀孕后，在身体不受自己控制的时候，产前产后我经受过一段灰暗的抑郁时光。

　　于是我决定把怀孕妈妈的身体知情权还给妈妈，这也是我后来在抖音分享自己怀孕体验的原因。没想到第一个这样的视频发出来就得到了80万的点赞，而且由于画风脑洞又大又可爱，还让一些年轻的小可爱也变成了我的粉丝。真好啊，既然得到了你们的喜欢，就要认认真真把有用、有趣的母婴知识内容做下去。

现在想想母婴店里卖的都是宝宝用品，家里人也会比较关注新生儿的养育，但是更需要有人告诉新手妈妈，你可能会痛，会有不舒服，但是没关系，不要紧张也不要焦虑，很多妈妈和你一样，选择做妈妈你很棒很棒，超级无敌厉害！育儿是一件大事，但是没必要事事放大，毕竟决定孩子各方面的就是父母本身，跟住多贵的房子、吃多好的食物都没关系。

大拖拉永远觉得妈妈需要被关注，不仅仅是身体健康，还有藏匿在心里的只有做了妈妈才懂的情绪，如果你陷入怀疑，请你记得：妈妈很重要！妈妈开心，全家才能开心！

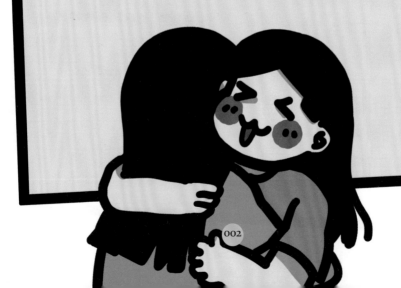

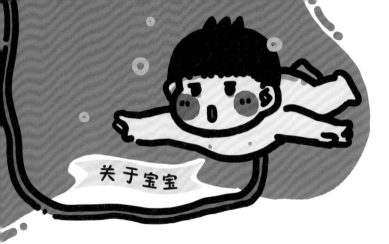

关于宝宝

目 录

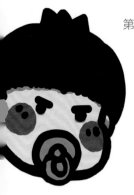

关于妈妈

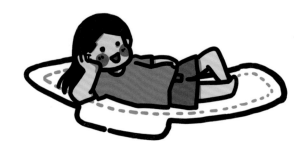

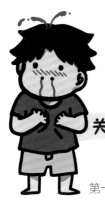

关于爸爸

关于育儿

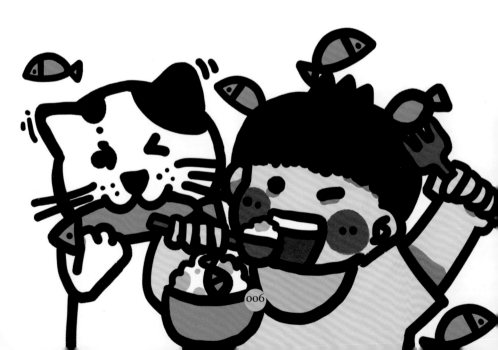

关于宝宝

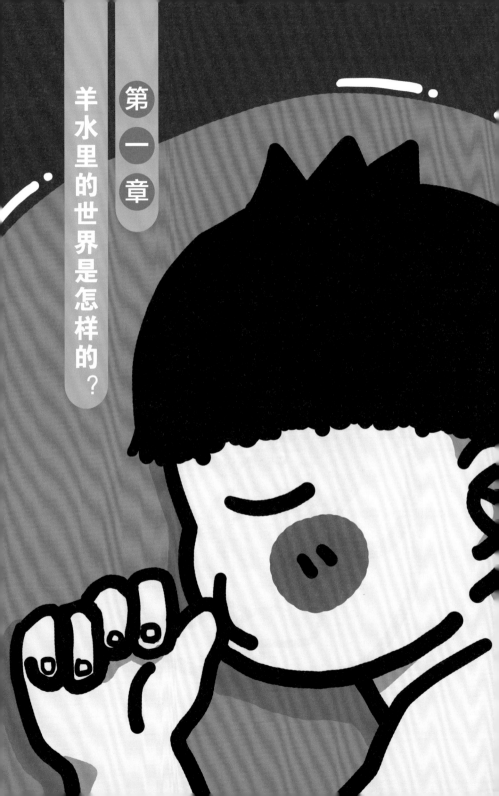

第一章

羊水里的世界是怎样的？

羊水到底是什么颜色呀？

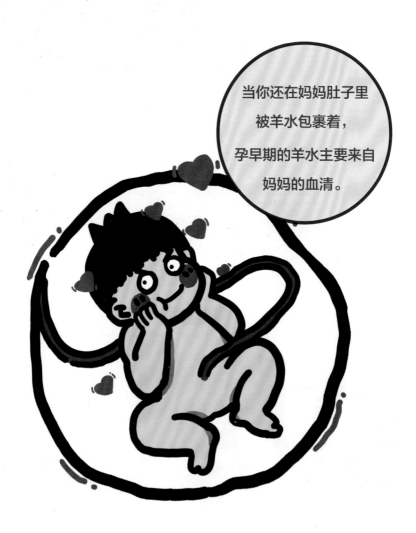

当你还在妈妈肚子里被羊水包裹着，孕早期的羊水主要来自妈妈的血清。

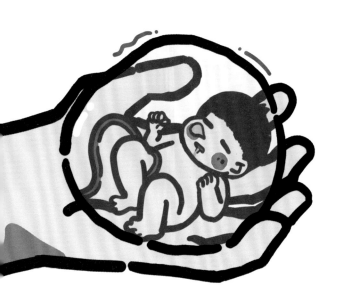

羊水其实就是血清通过胎膜

进入羊膜腔的透析液。

所以,

这时候的羊水

是无色澄清的液体。

不过悄悄说一句:

在妈妈怀孕后的第八周,

你才能被确认

是男孩还是女孩哟!

没想到吧？
你会喝自己的尿

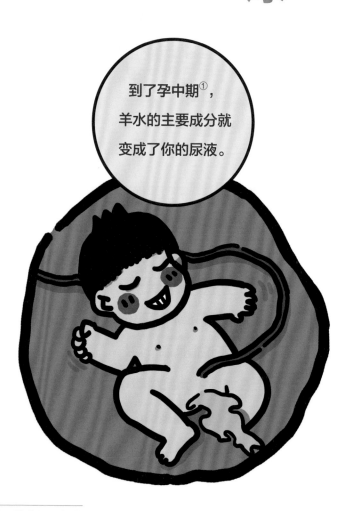

到了孕中期①，羊水的主要成分就变成了你的尿液。

---

① 孕中期，指的是孕 14 周到 27 周末。

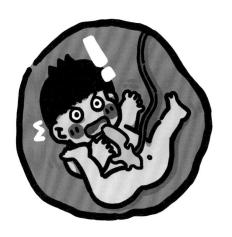

这时候，你具备了吞咽能力，

开始咕噜咕噜喝羊水，

然后不可能避免地喝到自己的尿液，

有时喝多了，还会打嗝。

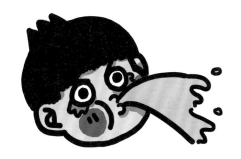

你没事时

就在羊水里玩玩脐带，

喝喝自己的尿，

然后再尿出来。

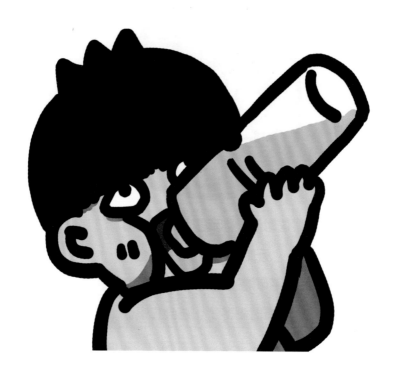

你这个时候喝尿，

倒也不是为了有多营养，

而是锻炼肠胃消化，促进肾脏发育。

但是也别太介意，

这时候你的尿是无菌的，

很干净很干净哟！

为什么羊水不叫
"牛水"？
跟羊有关系吗?

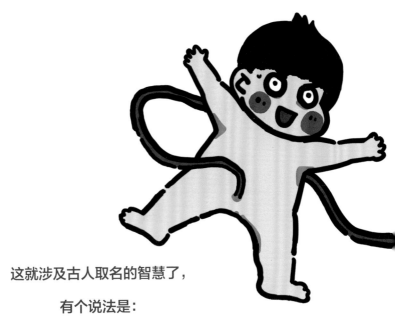

这就涉及古人取名的智慧了，

有个说法是：

在古代人的思想里，

"阳"是一个代表生命的字，

阳水就是孕育生命的水。

民间大部分的接生婆没有太高的文化，

所以慢慢就习惯叫成了"羊水"。

羊水有多重要?

1

妈妈平常走路坐车的颠簸,

都是羊水缓冲了这部分的压力,

保护你这个小朋友相对

稳定的生活。

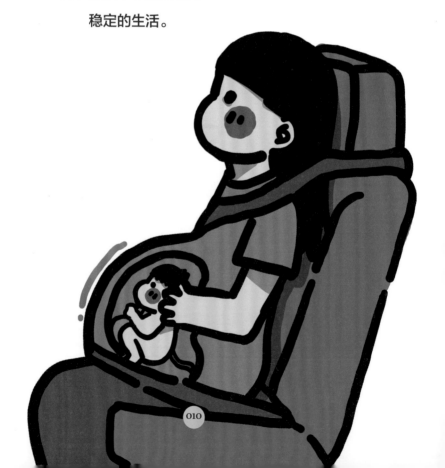

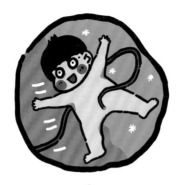

2

是你在妈妈子宫里

保持冬暖夏凉的小利器！

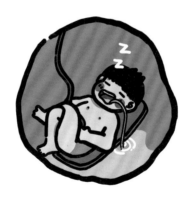

3

帮你保持身体的体液平衡，

简单来说，

就是你水多就让你尿尿，

你身体缺水就让你能喝水。

4

妈妈准备迎接你出生时的宫缩，

羊水也能帮你缓冲子宫对你的压迫，

羊水还能让产道润滑，

让你顺利出生。

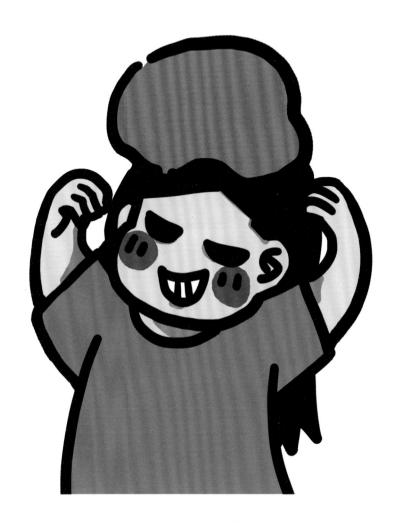

真是尽心尽力的羊水！

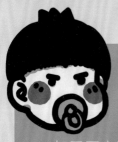

可可爱爱的小·知识：

如果用水果形容你在肚子里
长大的变化

10个月胎儿发育全过程，
就像水果换了"品种"，
变化丰富又有趣！

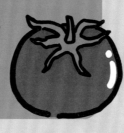

第一个月：一颗蓝莓

第二个月：一粒葡萄

第三个月：一个青柠檬

第四个月：一个西红柿

第五个月：一个苹果

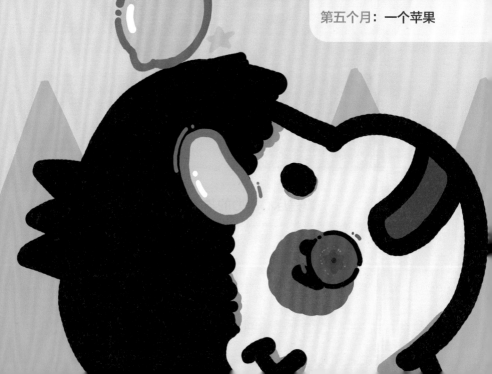

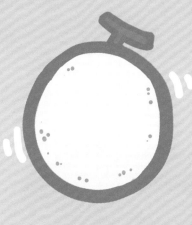

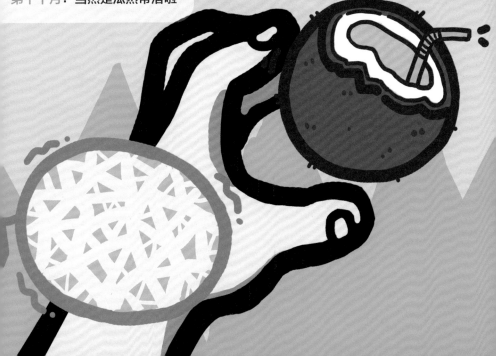

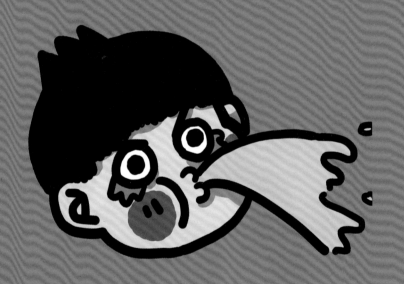

第二章

你在妈妈肚子里会放屁吗？

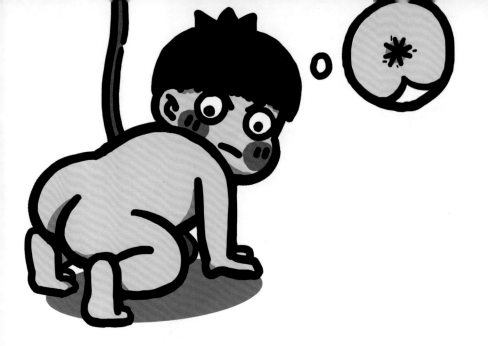

你在妈妈肚子里会放屁吗？

不会的！

这不是因为你没有"小菊花"，

而是因为这个时候你的身体消化道

还没有发育成熟，

你一般是以打嗝的方式来吞吐羊水，

肠胃里也没有能够形成"屁"的东西，

所以不会放屁。

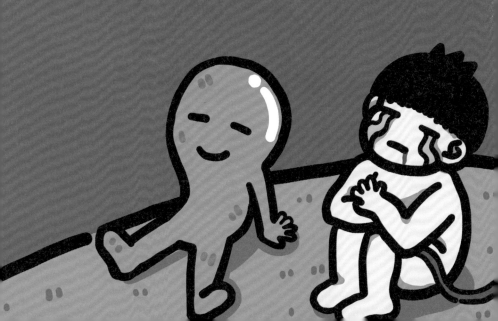

那你在妈妈肚子里
无聊的时候都在
干些什么？

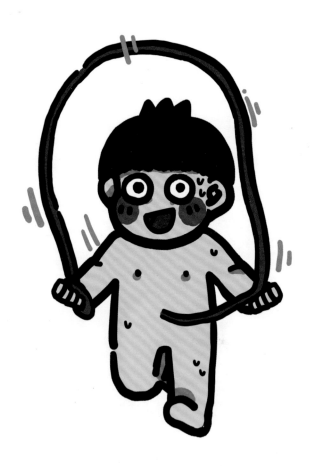

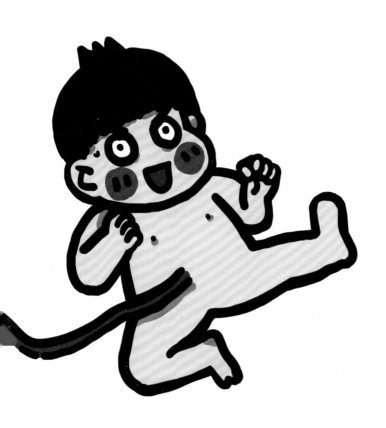

大部分时间，你就在翻身、

抬脚、玩脐带

困了就打哈欠，闲了就吮吸手指，

玩得不亦乐乎！

（PS：你那时候是根本不知道什么叫无聊）

其实，这就是所谓的胎动。

如果这份胎动突然超有节奏感，

让你妈妈感觉能在大肚皮上，

摸到你像心跳一样一跳一跳的。

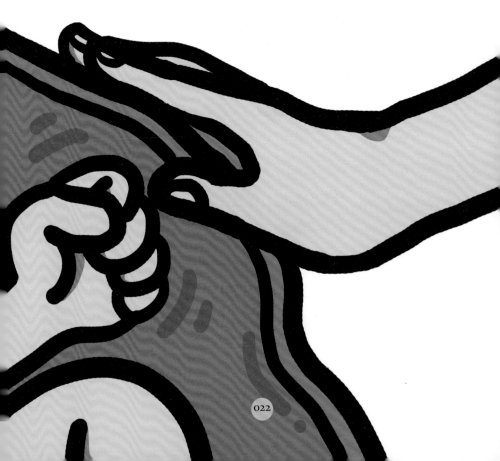

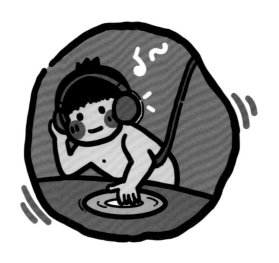

那不是你在妈妈肚子里

蹦迪打碟……

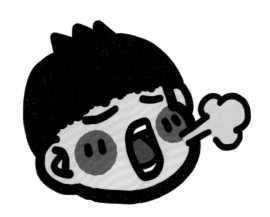

而是你正在认真地——

打嗝。

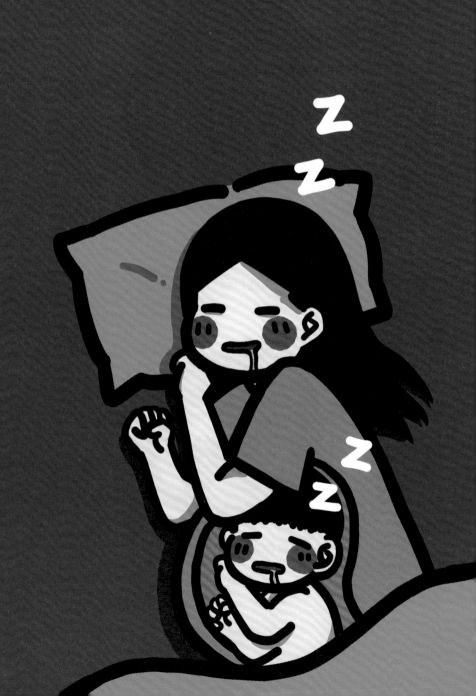

那你在妈妈肚子里会和妈妈一起**睡觉**吗？

这事儿，完全看你想不想了。

其实你在妈妈肚子里

有很多时间用来睡觉，

主要也是没有手机可以玩。

大部分胎儿早上很爱睡懒觉，

中午简单活动一下，

晚饭以后就会变得活跃起来，

所以妈妈晚饭后跟你聊天，

你八成是听得见的。

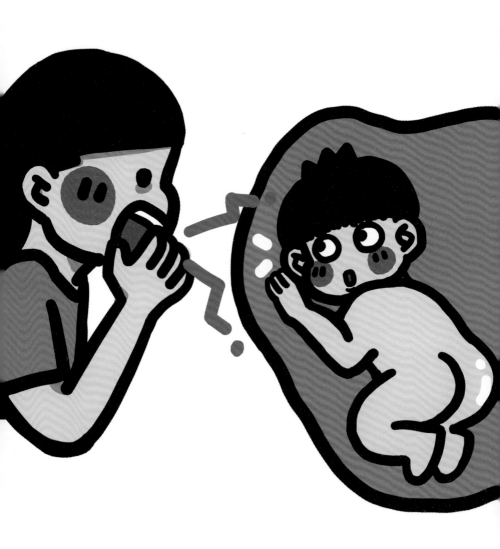

那爸爸妈妈在啪啪啪的时候，胎宝宝知道吗？

你不会知道的啦！

而且出生前的事情谁会记得哦！

妈妈身体的动作和声音，

就是你生活的日常。

而且你有羊水保护，

根本看不到也感受不到

爸爸妈妈此时此刻在做什么。

如果妈妈感觉到你在动，

不是因为挤到了你，

而是你感受到了妈妈的心跳和情绪，

跟着妈妈一起凑热闹而已！

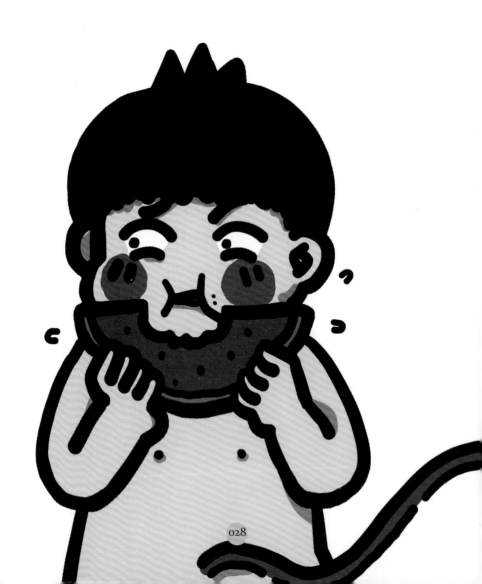

第 三 章

亮个相吧小宝贝

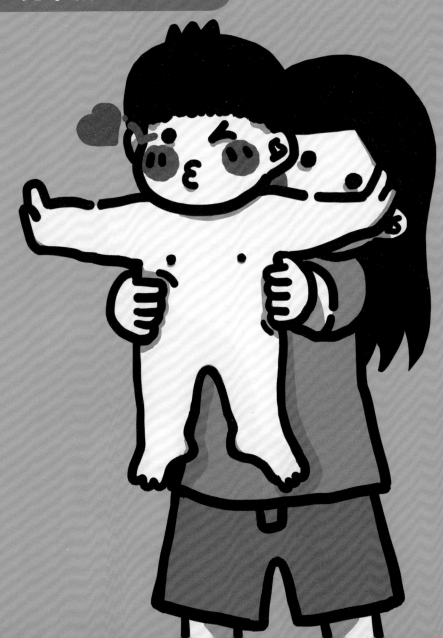

为了**活**下来，
一出生的宝宝都
做了哪些**努力**？

第一个努力，

为了出来时不被夹到头变形；

第二个努力，

拼命哭让自己学会呼吸。

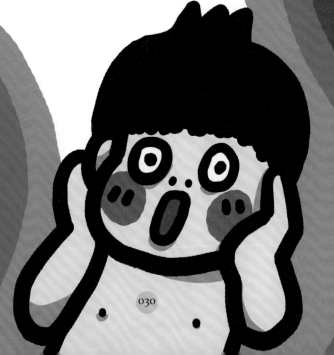

那么震惊的知识点来了：
你以为动不动就哭鼻子是每个
宝宝的"出厂"装备技能？
实际上出生1个月内宝宝哭的时候，
大部分是没有眼泪的，
俗称"只打雷，不下雨"。

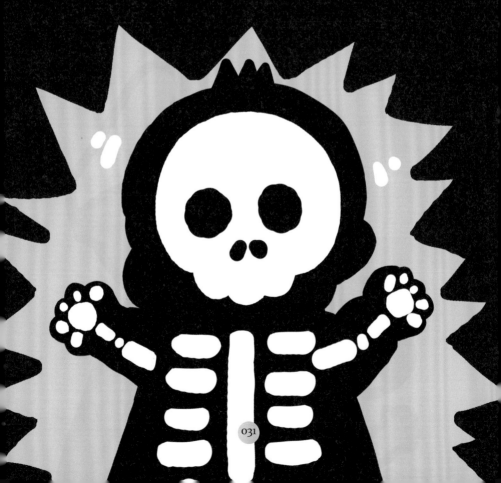

为什么你一出生就要
被医生打屁股？

医生是想看你是否还活着吗？

不是！

是因为你欠揍吗？

或许吧！

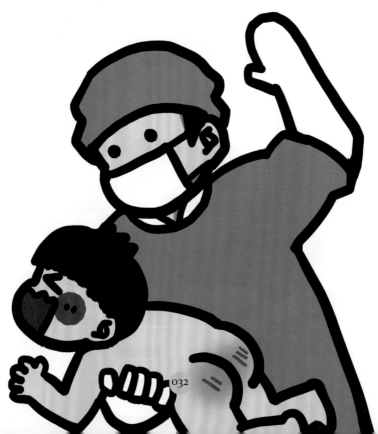

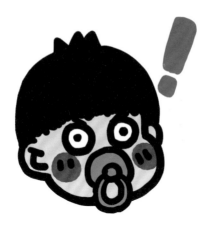

其实医生就是想打到你"哭出来"，

让你的肺部适应外面的环境，

开始呼吸的工作。

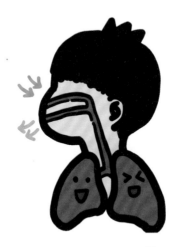

所以，刚出生的你就要

迎接生活的挑战了！小朋友！

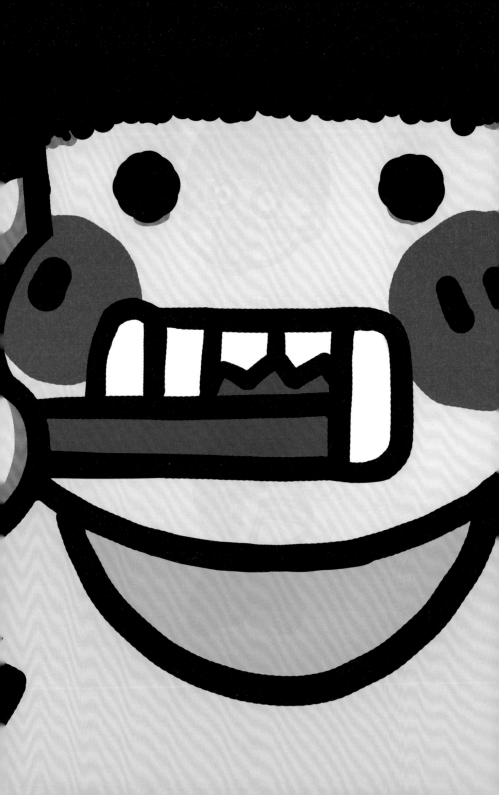

如果刚出生的宝宝
有牙齿

每出生2000个小朋友，

就有1个是

带着乳牙出生的，

这是正常现象，

不必太惊慌！

但是在一些地方，

这种自带乳牙按照习俗

是要拔掉的，

好可怜的宝宝！

不过对妈妈来说，

刚出生就带着

牙齿的宝宝，

喂起奶来真是提心吊胆，

生怕被牙齿咬痛。

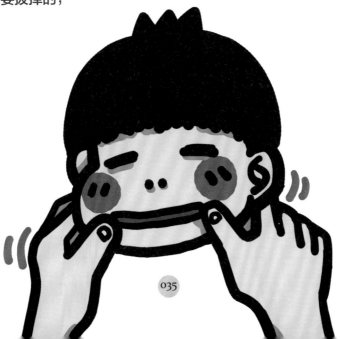

第 四 章

你到人间的第一坨大便竟然是这样的!

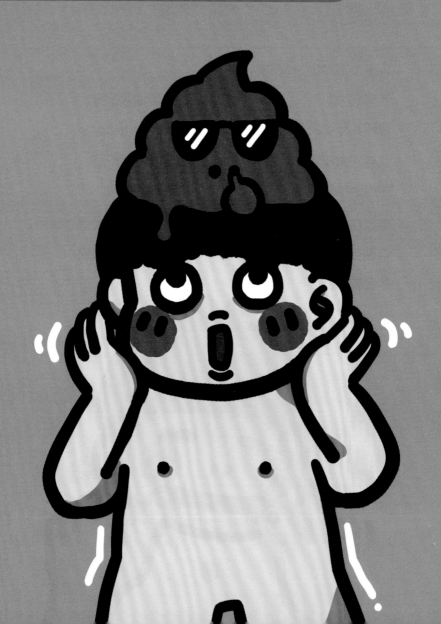

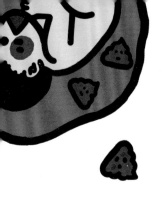

你到人间的第一坨
大便竟然
是这样的？！

在妈妈肚子里21周时

（也就是5个月左右），

你就有能力开始窝便便了。

没错！

"造粪机器"说的就是你！

但这些屁屁却要等你出生

2~3天才会排出。

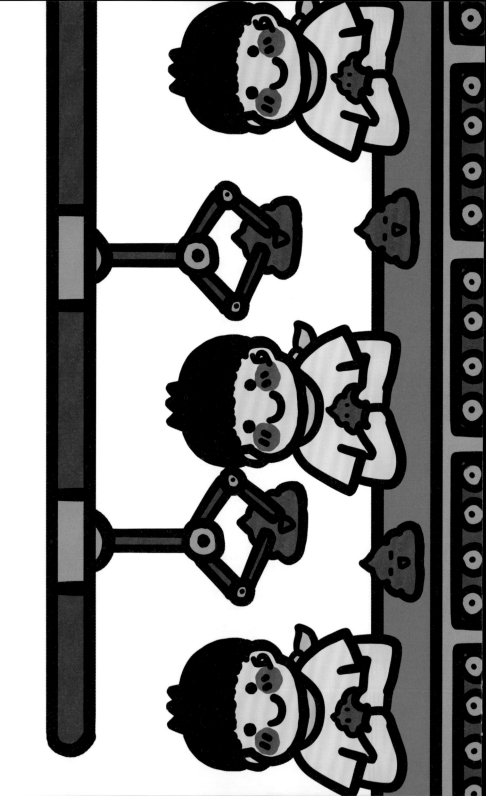

当然，

也有的宝宝会在被护士姐姐

抱住的时候糊人家一身。

最后，这坨绿色的小可爱

将会是你人生第一坨也是最后一坨

不臭的"臭臭"哟！

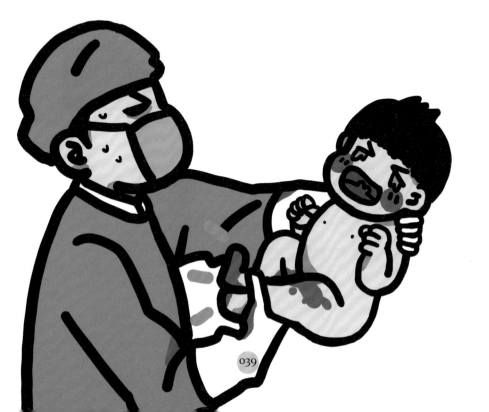

刚出生的你胆子
到底有多小?

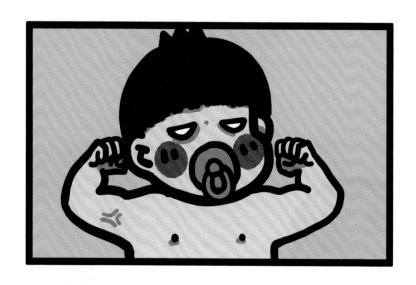

声音吵闹，你会害怕!

味道不好闻，你会害怕!

突然有亮光，你还会害怕!

就连妈妈突然转身的一个动作，

你都会害怕!

还会被自己放的屁、
自己打的嗝吓哭。
最夸张的是，
你听见自己的哭声
都会害怕，
还真是哭起来连自己
都怕的人！

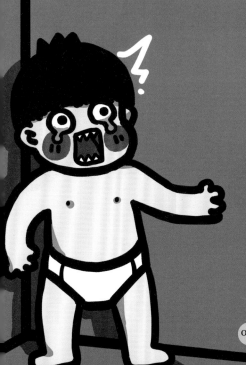

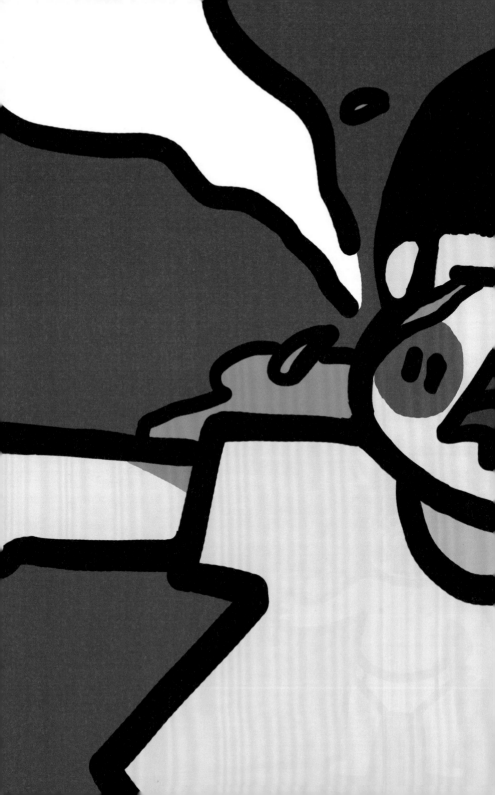

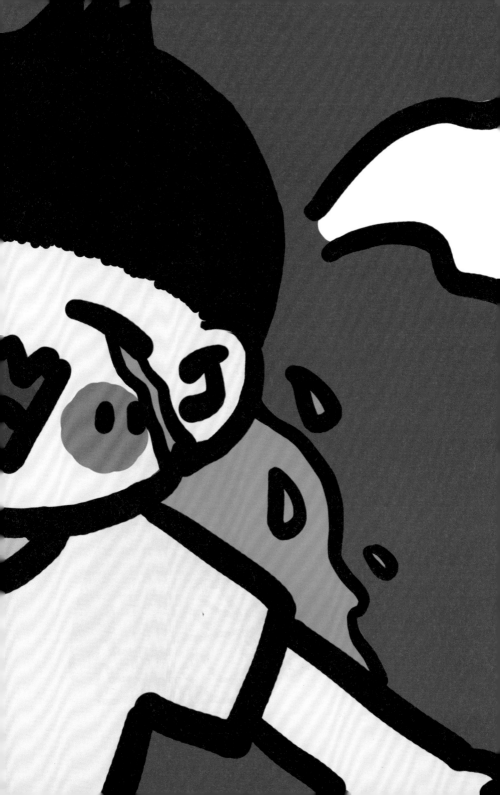

刚出生的你会被
抱坏吗？

不要怕怕！

其实小婴儿身体超灵活的，

因为刚出生时，你们大概有300根骨头，

在骨骼长大合并之前，

身体既柔软又灵活，不会被抱坏。

当然，爸爸们实在害怕摔到你们就算了，

毕竟第一次做爸爸的都会

害怕！

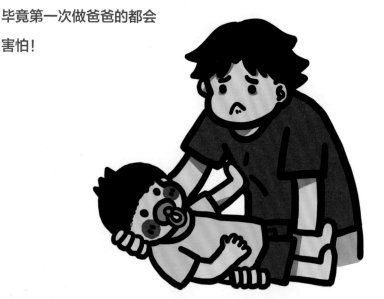

可可爱爱的小·知识

新生宝宝到底有多丑?

很多新手爸妈第一眼看到宝宝时,

内心都是崩溃的,

因为,实在是太丑了!

像老爷爷一样皱皱的抬头纹,

全身脏兮兮裹着白色的胎泥,

凑近一看,还有斜斜的"斗鸡眼",

所以十分建议准妈妈做好心理准备!

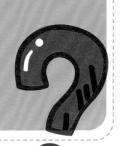

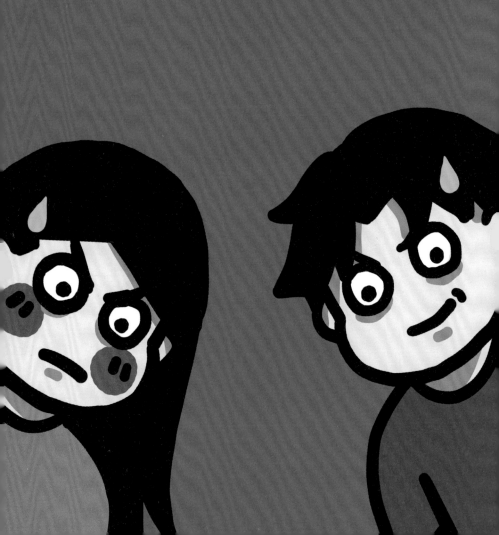

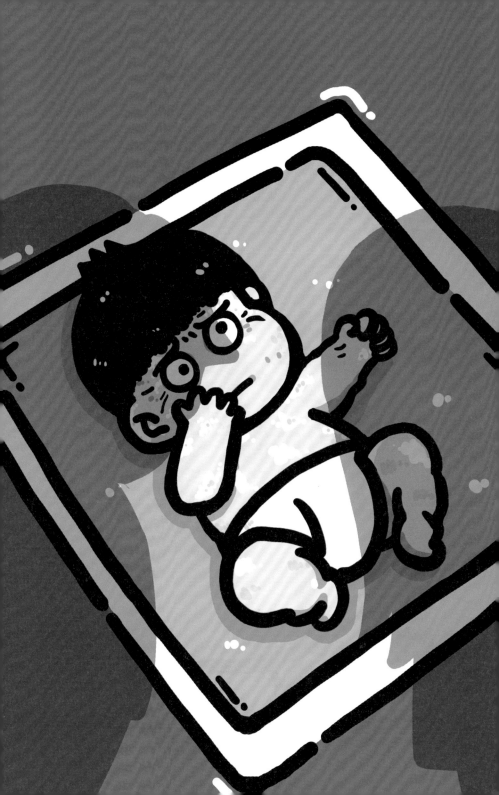

第 五 章

你还记得第一口乳汁是什么味道吗？

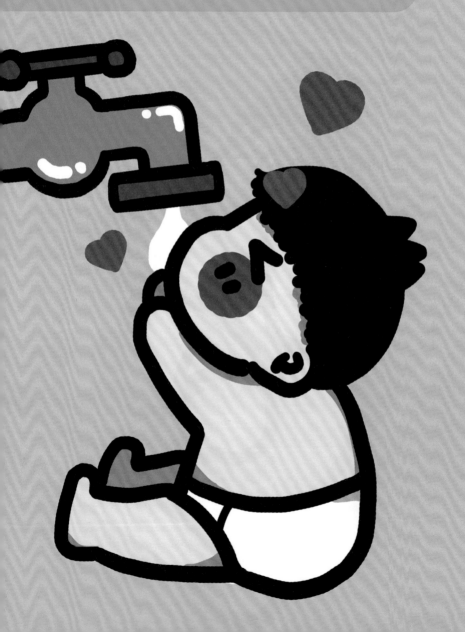

还记得第一口**乳汁**的味道吗？

其实，就算你想破
你的小脑袋瓜也想不出来！
因为，
新生儿是没有味觉的。

酸甜苦辣的人生百味
得等到你一个月后
才能体会到。
不过咸味除外，
咸味是你长到九个月
才能尝出来的。
所以说，
重口味真不是一天炼成的。

（PS：其实每个妈妈的初乳味道都不太
一样，别问我为什么知道）

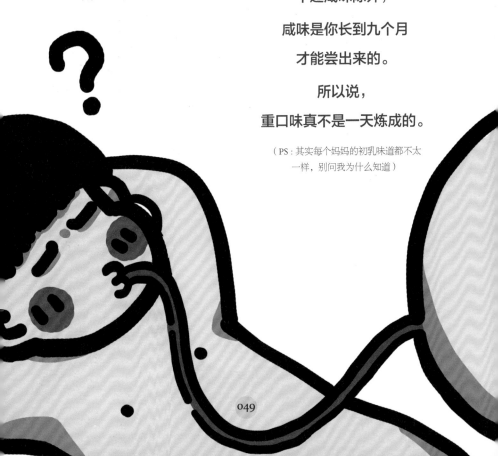

049

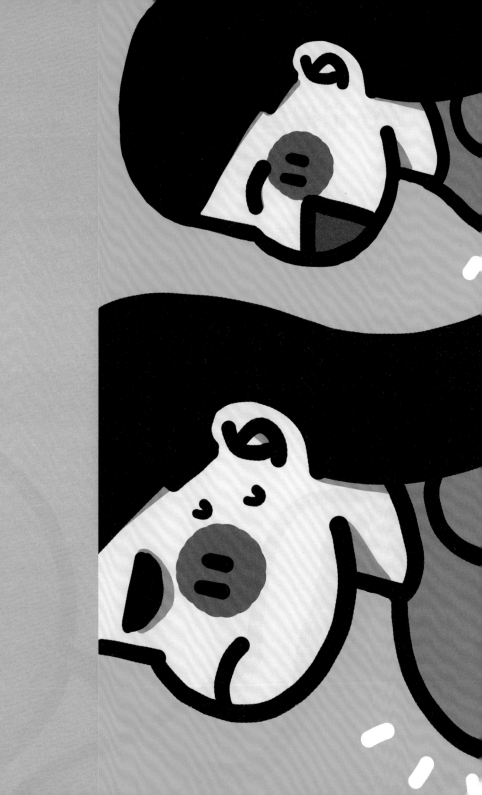

喂奶妈妈的乳房
到底有多重?

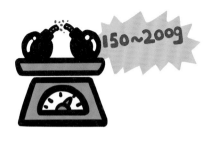

正常的乳房一般是

B到C罩杯,

一侧重150~200g,

相当于一个苹果。

但哺乳期妈妈的乳房是E到F罩杯,

仅一侧就重达500g以上,

想想都觉得重!

如果本身胸就不小,

在哺乳期胸就会变得更大。

不得不说,

有时候妈妈胸大

也让人很烦恼。

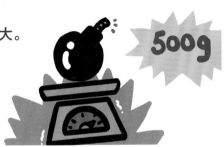

第 六 章

听说你刚出生就能认出谁是妈妈?

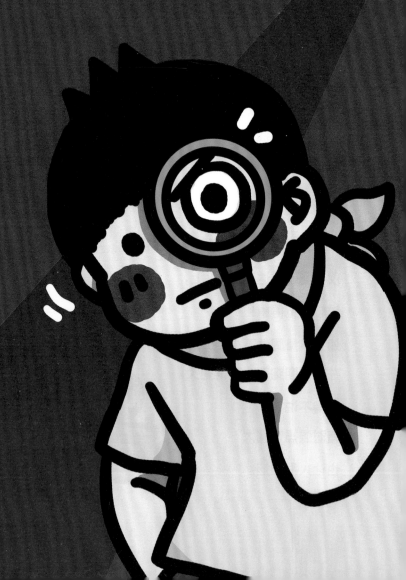

听说你刚出生就能
认出谁是妈妈?

当然能!
毕竟你在妈妈肚子里
住了10个月,
最熟悉的肯定就是妈妈的
心跳了,
刚出生的你通过心跳声
就能知道抱着自己的人
到底是不是妈妈。

而且把一些早产的宝宝
放在妈妈心脏的位置,
听着熟悉的脉搏跳动声,
宝宝就会很快安静下来。
所以对宝宝来说,
妈妈的心跳声
就是自己的定心丸呀!

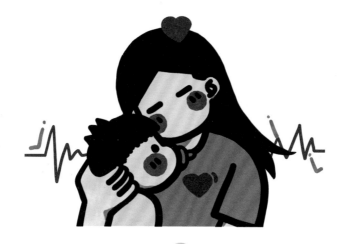

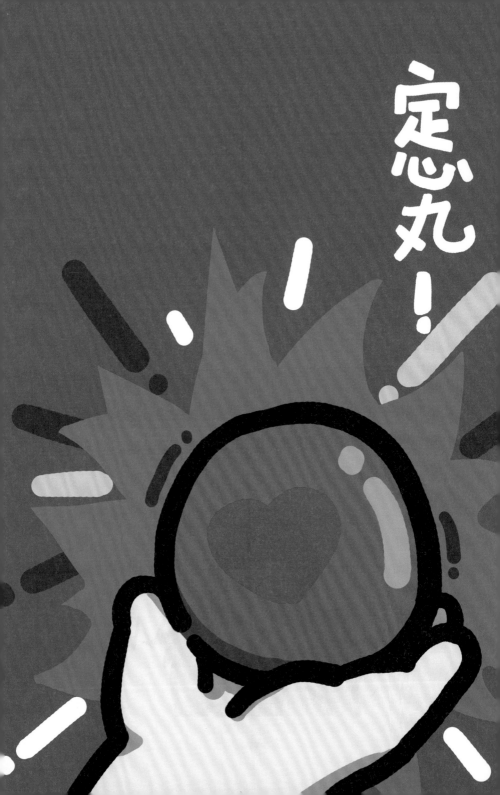

刚出生的你**性格**是天生的吗？

想象一下，

如果你是一个每天要照顾

10个新生宝宝的护士，

很容易就会发现：

有的宝宝一有风吹草动

就会哇哇大哭；

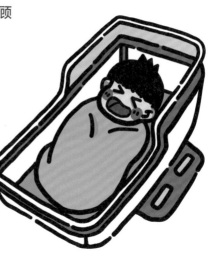

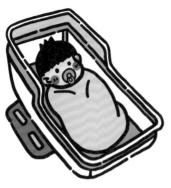

有的是一个冷漠无情的
"吃奶机器"；

有的宝宝则会冲你笑……

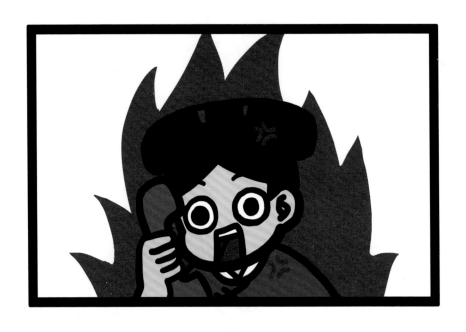

没办法，性格就是

宝宝基因里的一部分，

所以电视剧里主角

总说自己天生脾气火爆，

其实，这是真的。

惊呆！原来你一出生就有语言天赋！

你以为从妈妈肚子里出来的我

对这个世界是完全陌生的？

实际上，在我出生6个月后，

不管我妈是中国人、日本人、

英国人还是美国人……

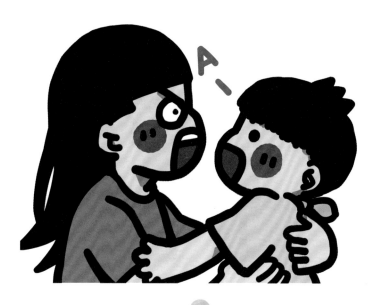

世界上任何一种语言的150种声音

我都能听得懂！

而你们成年人

能分辨的母语也就只有45种。

完全就是

我人生的语言认知巅峰嘛！

嘻嘻嘻嘻……

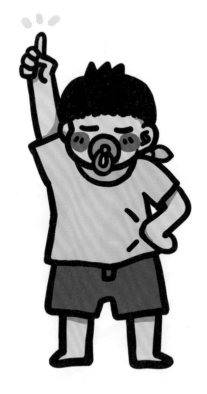

宝宝真的有还在妈妈肚子里时的**记忆**吗？

真的有！

有科学数据显示，

53%的孩子有"胎内记忆"

41%能记起出生时的情景。

如果你还不知道这件事，

很可能是因为……

你没有去问宝宝。

而且要在他们

2岁到3岁的时候抓紧问，

这一时期，他们的胎内记忆最清晰，

但6岁以后，

很多小朋友就会把这段回忆忘光光了。

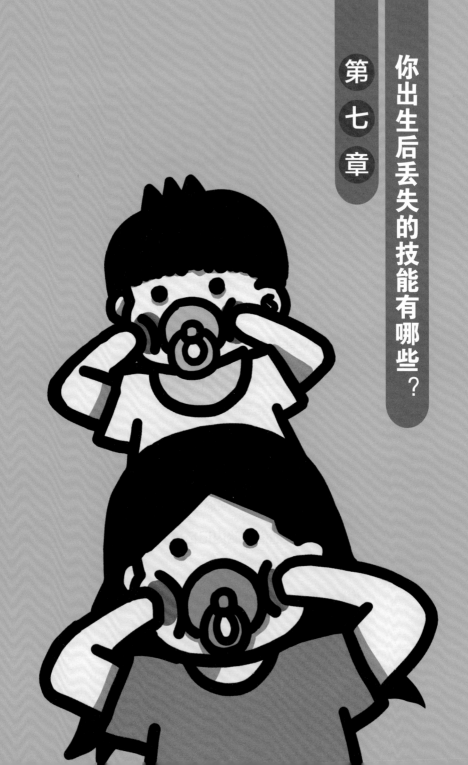

第七章 你出生后丢失的技能有哪些？

你刚出生睡觉的时候
可以**暂停**呼吸

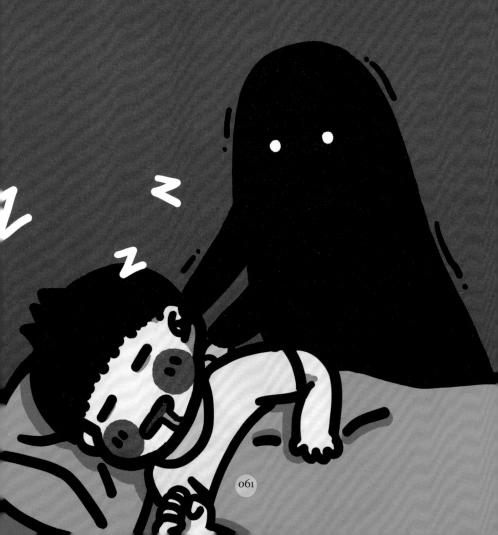

你根本不知道，
婴儿时期的你有多厉害！
你厉害就厉害在，
睡着的时候可以偶尔
暂停呼吸5~10秒，
这若发生
在成年人身上，
可是一件很危险的事情。

所以新手爸妈经常
会很担心，
会时不时凑近来摸一摸
看看宝宝是否还活着。
我觉得这个技能挺好的，
就是有点费父母……

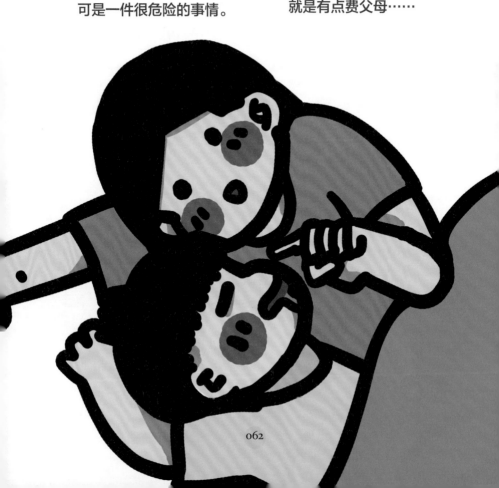

你刚出生时会**吞咽**式呼吸

你根本不知道刚出生的你有多拼，

你拼就拼在……

为了活下来可以一边吃奶一边呼吸，

这个技能就好像……

有的人能把很多水一口气喝完。

这种技能也有名字，

叫作"吞咽式呼吸"。

看完这段话可以试试，

这个技能你现在还有没有。

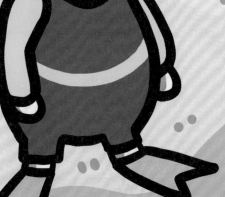

你一出生就会**游泳**

还有一个
不得不说的强技能，
其实你刚出生就
可以在水里自然地呼吸，
张开双手双脚游泳。

但是，出生6个月后，
这种能力就逐渐消失了。
想要游泳
还要花钱去学。

可可爱爱的·小·知识

你是怎么一点点看清这个世界的?

不同年龄段宝宝视力发育情况:

♥ 刚出生的宝宝,看到的世界是没有颜色、模糊一片。

♥ 出生3个月后,宝宝的视力可以追随着物体移动而移动,可以很明显地看清妈妈。

♥ 6个月后,宝宝可以拿到身边的玩具了,如果玩具发出响声,宝宝会为了观察这声音从哪里来而不停地晃动手,也终于能看清爸爸妈妈啦。

♥ 宝宝在1岁左右时,深度知觉获得进一步提升,视力也变得越来越好。

你以为我睁开眼睛

看到爸爸妈妈是这样的？

爹疼妈爱，全家围绕。

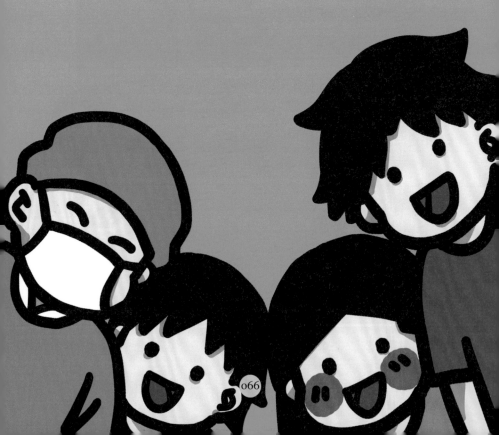

实际上我眼里的爸妈是这样的：

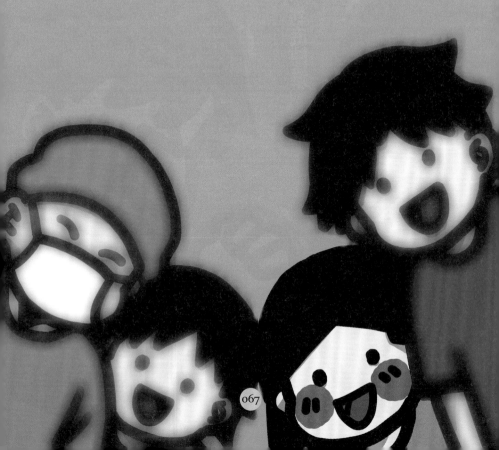

第八章

我真想知道宝宝会长得像谁！到底随谁！

宝宝眼睛太小怪谁?

1

宝宝眼睛太小怪谁?

怪爸爸!

谁叫爸爸没有

大眼睛的显性基因呢!

2

宝宝是朝天鼻怪谁?

怪爸爸!

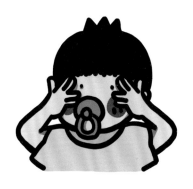

爸爸的鼻子简直能

复刻给宝宝!

3

宝宝长得好黑怪谁?

爸爸妈妈谁黑就怪谁。

只要他们有一个人超级黑,

宝宝就别想白!

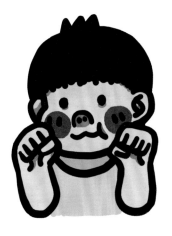

宝宝脾气差怪谁？

1
宝宝脾气差怪谁？
怪爸爸！
谁叫他在孕期
老是惹妈妈生气。

2
没生出高智商的宝宝怪谁
怪妈妈！
妈妈和宝宝之间的智商相关性
比爸爸高。

3
宝宝长不高怪谁？
怪他自己！
谁让他不好好吃饭、
睡觉、做运动。

4
宝宝的哭声超级大、
超级吵，怪谁？
爸爸妈妈谁的嗓门大
怪谁！
宝宝的声音和父母的
相似度，
比他们的身高或者
身材还像100倍。

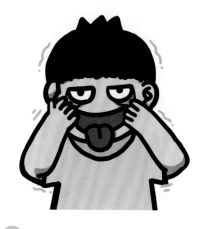

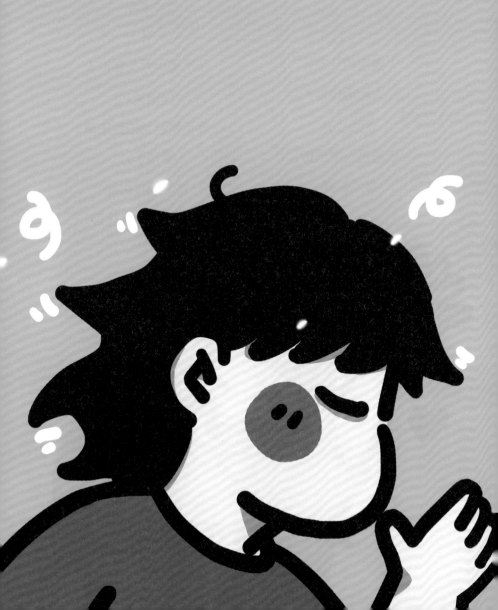

宝宝长得丑怪谁?

1

宝宝的头发是
大卷毛怪谁?

怪奶奶!
让爸爸头发遗传,
爹成这样。

2

宝宝是小秃头怪谁?

怪爸爸!
要不是爸爸把我生成
男孩子,
再秃的基因都
不会在女孩身上体现。

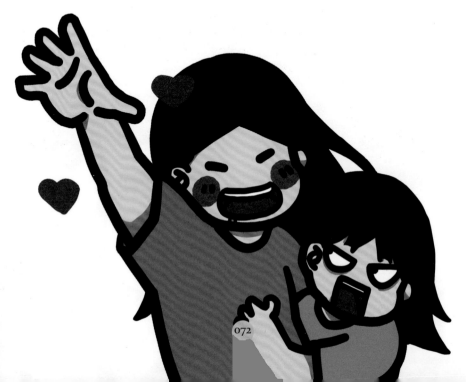

我这里说的是常见的情况，
最终还是要看
爸爸妈妈的这些基因，
到底谁能干过谁。

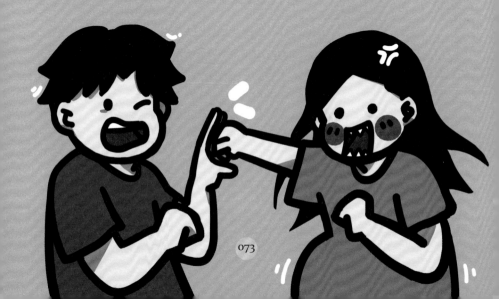

关于妈妈

怀孕后没有人告诉你的那些屎尿屁

怀孕之后对新手妈妈来说，

身体的未知改变实在是太多了！

你可能接受了很多祝福，但很少有人

会把你身体即将发生的变化都一个一个列举给你。

也许你是一个准备怀孕的妈妈，

也许你是一个正在经历怀孕的妈妈，

大拖拉将会在这里，把你可能会遇到的身体变化都告诉你，

让你少一份焦虑的未知，多一份了解的笃定，

加油哦，你肯定是很棒的妈妈！

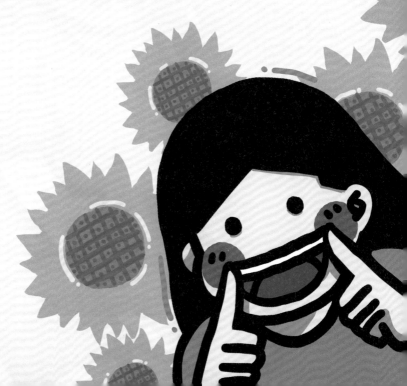

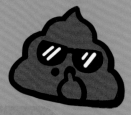

第 九 章

你是怎么发现自己怀孕的？

怀孕之后除了
生理期推迟，
身体还有很多变化，
这些早孕反应
也在悄悄告诉你：
你怀孕了！

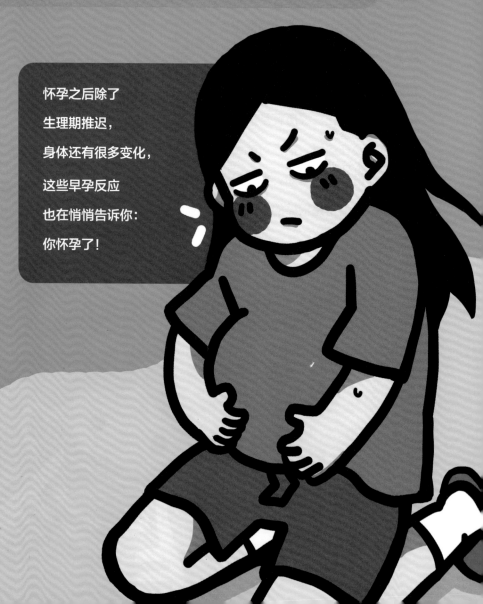

平时精力还不错的你
变得嗜睡

总是很困，
也总是在睡觉。
这是身体分泌出大量的
黄体酮造成的，
它能保护
子宫内膜里的小宝宝。

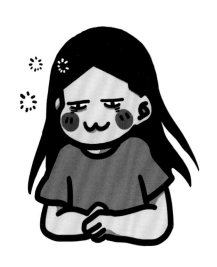

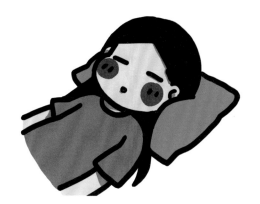

但是同时
又让你身体
精力下降，
睡多久都不够。

胸部变得像一个膨胀
柔软的**面包**

怀孕后，

身体产生大量的激素，

让你的胸部发生变化，

而且还带有一点胀痛和刺痛感，

这种感觉等身体适应了就好了，

可不是二次发育哦！

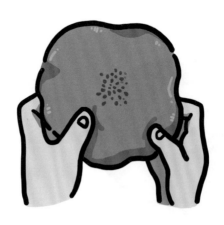

开始了**频繁**上厕所之路

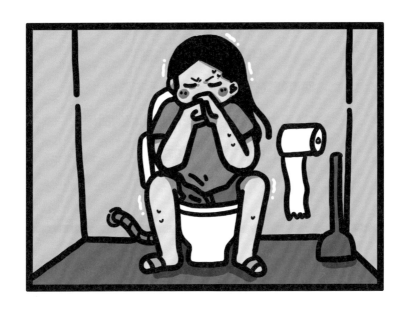

对！又又又又又是激素

大量分泌的原因。

这次分泌的激素叫绒毛促性腺激素，

它们一直在刺激你的膀胱，

让你总想尿尿，

但仅仅是排尿的频率增多而已哦！

有像生理期到来的
腹部**坠胀**感

如果你这个时候没有来大姨妈，

但是腹部又有坠胀感

很可能还伴有一点点出血，不要慌，

这是因为受精卵在子宫内膜扎根的时候

把血管不小心扎破了……

这受精卵力气还挺大！

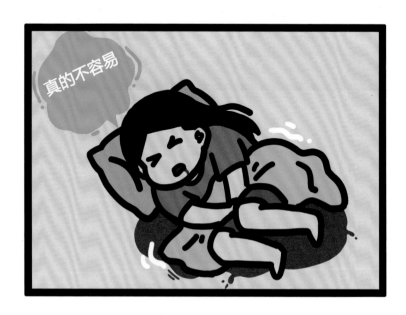

体温略微升**高**，不用和老公**抢**被子了

如果你能感觉自己手心或者

眼皮比平时热一点点，

而且这种感觉

一直没有降下来，

那你很有可能是怀孕了。

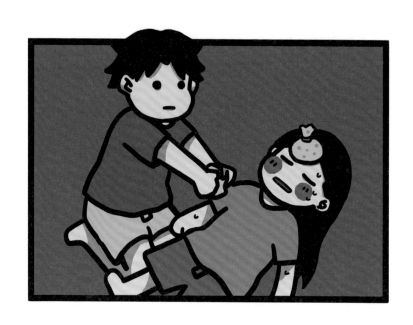

正常人的体温是36℃左右，

而孕妇一般是37℃左右，

这个体温从怀孕后

会一直保持到孕期结束。

这也是为什么

孕妇和老公一起睡觉，

老公盖着被子还瑟瑟发抖，

但是你自己

只是觉得刚刚好而已。

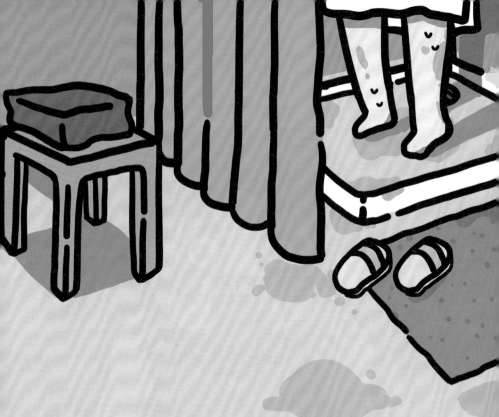

第 十 章

怀孕之后才能解锁的人生新体验

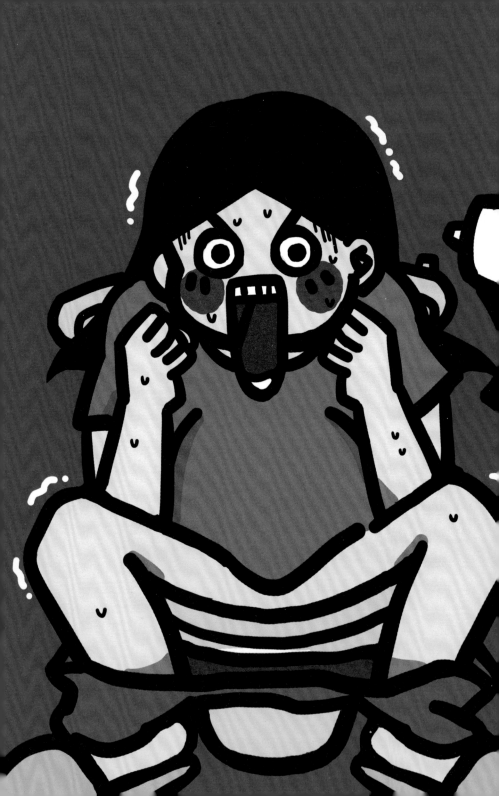

怀孕之后放屁
又臭又多

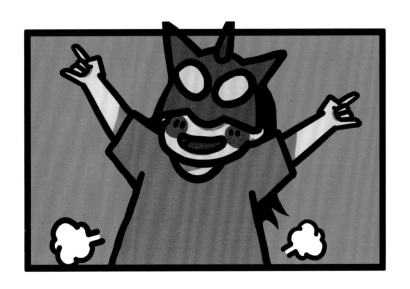

不亲自怀孕一下你都不会知道，

你将变成一个行走的动感屁精，

不仅量多声响大，

而且味道又重，后劲很足。

这真是一个千载难逢可以折磨老公的机会，

但是在公众场合出入就要稍微注意一下了，

这样想想，孕妇身边都是忍屁负重的人啊！

怀孕之后你即将迎来人生中口水最多的时候

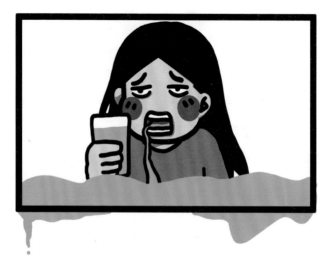

也许你不知道，有很多孕妇

孕期出门要随时准备一个纸杯，

用来接住自己的口水。

这种时候的口水不是咽下去就好了的，

因为咽下去可能会迎来一场血雨腥风的孕吐，

孕妇根本不敢轻举妄动。

如果你现在正在经历咽口水自由，

那你真的很幸福！

怀孕后你的舌头和鼻子
灵得仿佛一条狗

怀孕后，

你的舌头的品鉴能力也堪比五星级酒店大厨，

有的人甚至能吃出任何一盘菜里用了什么油，

用了多少花椒粉以及是否放了味精。

鼻子灵到能闻到每一根筷子的味道，

能隔着一层楼闻到炒菜的油烟味，

也许厨房做饭的时候

开着抽油烟机关着门，

你在自己的卧室里关着门，开着窗户，

戴口罩仍然被熏得干呕。

不过很多孕妈妈的这种灵敏

到了孕中期就结束了。

不过也有一些妈妈，

生完宝宝嗅觉也很灵哦！

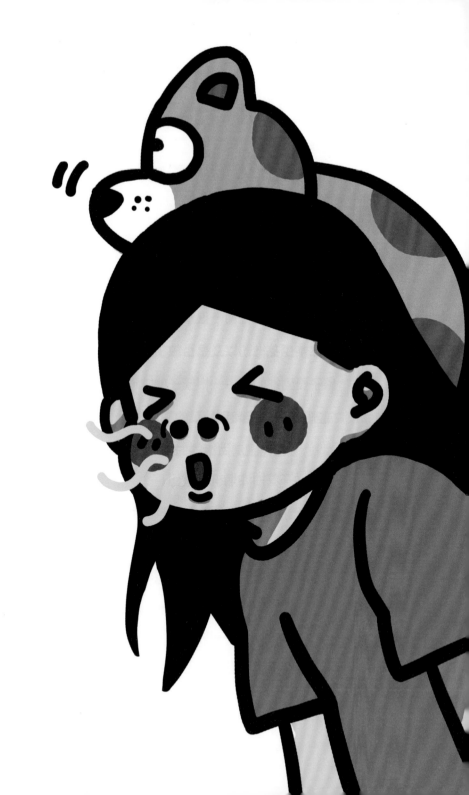

怀孕后你的身体
很容易**出血**

如果你怀孕之后，

总是鼻子流血、牙龈出血……

不必惊慌，

这其实跟自己体内的孕激素

与血容量增大有关，

所以孕妈妈在孕期

还是注意一下……

不要总是乱抠鼻子，

刷牙也不要太用力。

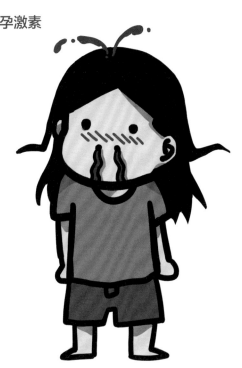

怀孕后你睡觉的
全过程 be like

第一步，准备好孕妇靠枕，不然肚子根本不知道往哪里放；

第二步，上厕所；

第三步，不能平躺，只能小心翼翼，在翻转中找到一个舒服的姿势；

第四步，上厕所；

第五步，终于有点困了，被宝宝一脚踢醒；

第六步，上厕所；

第七步，躺着食道就会被胃酸烧痛喉咙，最后还是选择坐着睡觉；

第八步，上厕所；

第九步，自己这么辛苦，看着老公睡得很香，忍不住给了他一巴掌；

第十步，上厕所；

然后，天亮了。

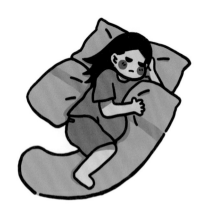

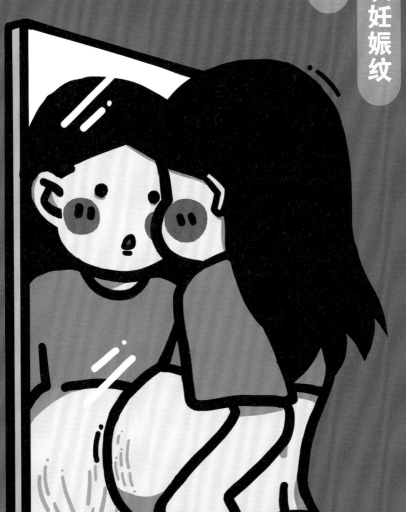

第十一章

哪些人更容易长妊娠纹

为什么大家都害怕
妊娠纹？

大家都知道孕妇害怕妊娠纹，

但其实我们怕的是妊娠纹长出来后

无法彻底消除！

你以为妊娠纹只长在肚子上吗？

实际上它可以长在身体的任何部位。

那我属不属于会长
妊娠纹的那一类人？

首先这件事吧，你可能要先问问你妈妈，

因为遗传因素有时候可以

决定你的皮肤修复能力

其次，如果你孕期不注重体重管理，

而且还不注重锻炼，

那现在叫谁去救你的妊娠纹都没办法。

如果妈妈没有妊娠纹，体重也控制得很好，

你最终还是长了妊娠纹，那就是激素原因了。

怀孕后分泌的多种激素可以

分解弹性纤维蛋白或使其变性，

与此同时，

还能抑制成纤维细胞的分裂。

孕后期，

随着子宫和胎儿变大，

种种反应引起血管扩张，

就会形成急性的

紫红色条纹。

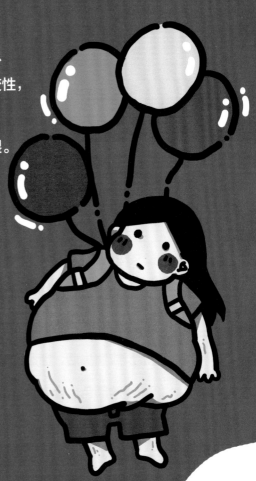

其实妊娠纹**不是**只有孕妇才会长

一些健身者也会有"妊娠纹"

奇怪吧？

一些健身爱好者，在训练一段时间后，

可能会发现在腋下、大腿等部位皮肤表面

出现数条不规则的白色"妊娠纹"

这是由于肌肉体积增加过快，

或者长胖的速度过快，

超过了皮肤延长的速度，真皮的弹力纤维被拉断，

表皮形成红色条纹，最后变成了白色。

等到宝宝出生后，女性的激素回到正常水平，

炎症反应消失后，断裂的真皮层就会发生萎缩，

妊娠纹的颜色也会变浅，最后变成淡淡的白色。

第十二章 神秘的孕吐

到底为什么会**孕吐**？

造成孕吐的原因除了身体激素变化

影响了消化系统外，

还有一个原因就是宝宝在保护自己，

这不是因为宝宝觉得东西太难吃，

而是你吃的食物可能

携带一些细菌或微量元素，

这些东西对免疫力强的成年人

来说没有关系，

但对于肚子里的宝宝来说，

有可能是致命的威胁。

所以，

恶心孕吐的现象也是宝宝在提醒你，

不要吃这些东西，

也许会伤害我哦！

真实孕吐原来是
这样的！

你以为的孕吐是电视剧女主角

娇羞地去趟洗手间，

实际上孕吐时你会：

首先喉咙会被胃酸腐蚀得火辣辣，

然后食物还会从鼻腔喷出来。

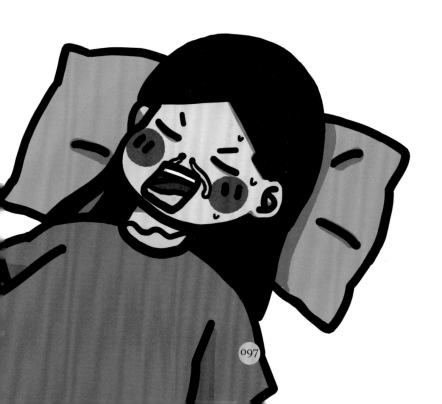

还有，就算你不吃也会吐，

有些人吐1个月，

有些人吐半年，有些人却要吐到生，

还有些天选之子从头到尾就不会吐。

正常人想体验孕吐的话，

可以想象一下长达半年的晕车反应

或者随时处于喝醉想吐的感觉，

这些就是孕妇孕期反应的状态。

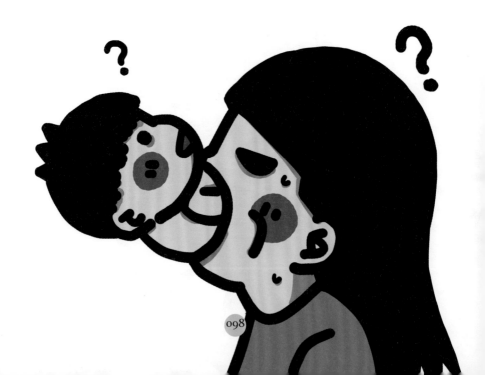

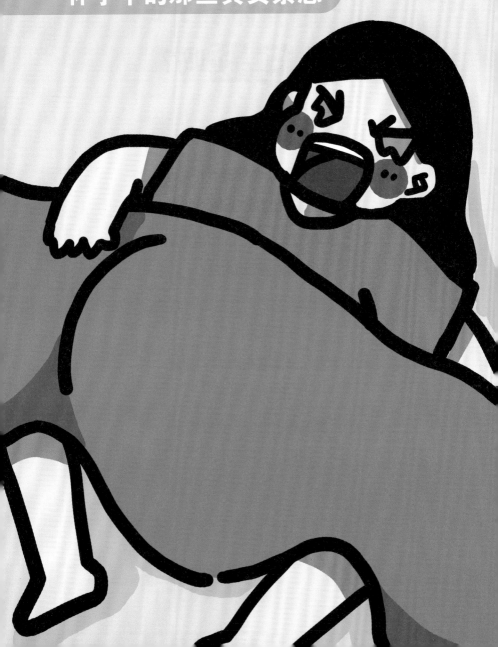

第十三章

怀孕中的那些真实禁忌

做了美甲或烫了头发 "后" 怀孕了也 没问题吗?

基本没有大碍,毕竟大自然
有自己优胜劣汰的法则。

如果去医院检查,宝宝依然
很健康就不用太担心,

再比如吃药 "后" 怀孕了
宝宝还能要吗?

也能!从最后一次来 "姨妈"
开始的30天里,

妈妈吃了药如果有影响,
就不会怀孕了啦!

如果怀上了，

就说明你那金刚葫芦娃宝宝

在肚子里很安全了。

当然，发现怀孕后第一件事

不是忙着打电话通知亲友

而是去医院检查！

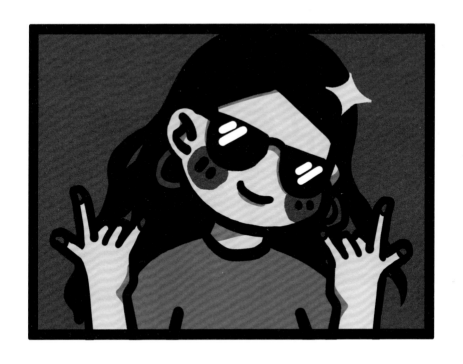

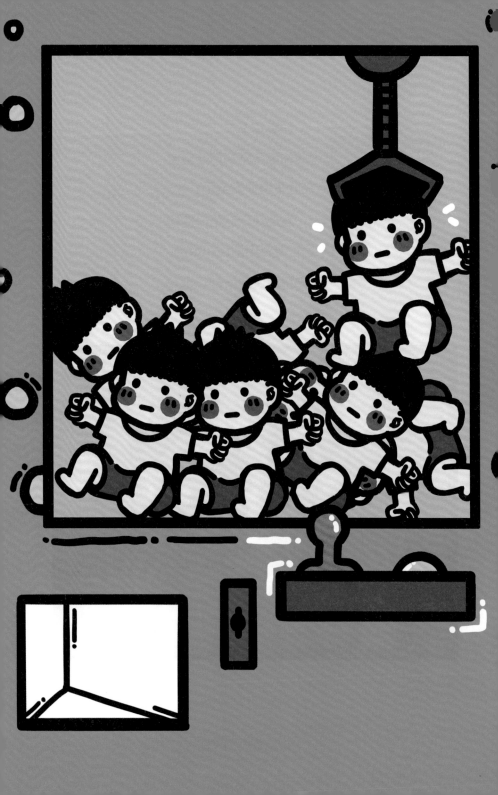

妈妈怀孕后不讲**脏话**
真的有用吗？

有用！

因为宝宝在妈妈肚子里

会偷听。

宝宝的学习能力非常强，

在肚子里就开始学妈妈的

讲话口音。

更牛的是，连出生后的哭声

都很像妈妈，

所以四川人的家乡话和

东北人的口音，

是真的从娃娃抓起的。

怀孕后还能吃大蒜、韭菜、螺蛳粉吗？

还是想劝孕妈妈一下，

但仅仅是怕螺蛳粉太好吃了容易吃撑而已。

如果妈妈在怀孕的时候坚持吃重口味的食物，

那就很可能……

收获一个同样重口味的宝宝。

因为就算只是个胎宝宝，

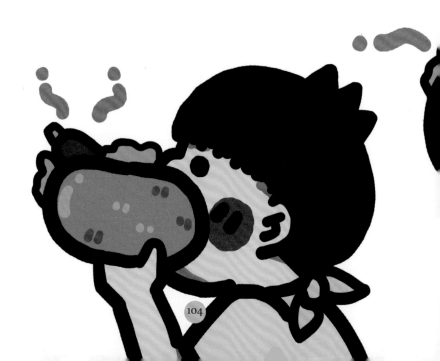

也是能尝到妈妈吃的食物味道。

比如大蒜那浓烈的气味

就可以穿过子宫里的羊水哦。

怀孕后，除了不能抽烟、喝酒，

你真正不能吃的东西

只有没熟透的食物或者生食，

还有标明孕妇禁用的药品和毒品，

其他的都可以、都可以、都可以！

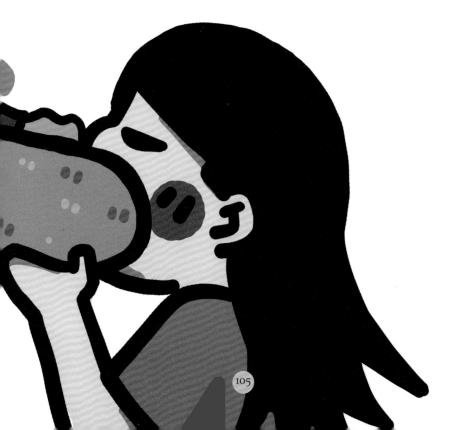

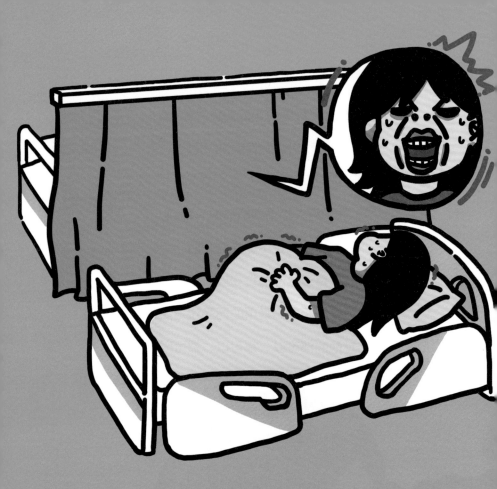

第 十 四 章

听说顺产比剖宫产对孩子好?

宫缩到底是什么样的感觉？

临产前孕妇感受的十级阵痛

很大一部分就是越来越强烈的宫缩。

想象一下，当你走在路上肚子突然发硬，

然后是你吃下强效腹泻丸

开始发挥作用，

猛烈的腹痛让你的冷汗

都滴在地上，

你找不到厕所，

但是又不想拉在裤子里，

这样反反复复十多个小时，

大概就是宫缩的感觉。

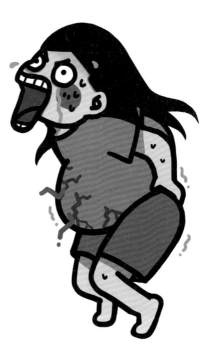

顺产就像便秘般**用力**
是真的吗?

你知道吗?

生孩子的用力

完全不是你想的那种。

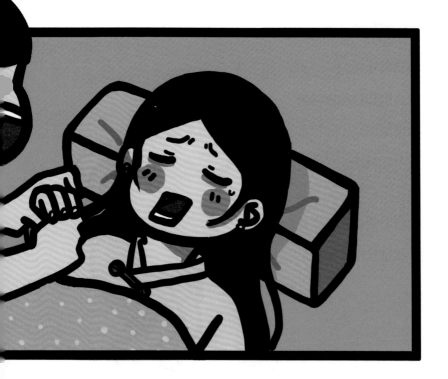

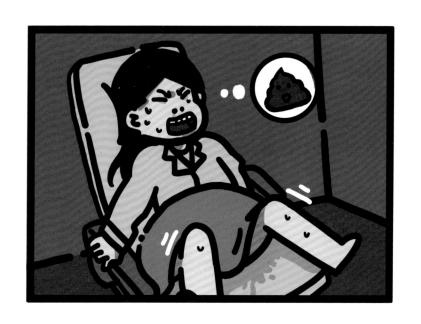

电视剧里产婆对着孕妇大喊：用力！用力！

而事实上情景转化到现代就是医生对你说：

用力！用你平时想拉屎的力

把孩子生出来。

当然，

这里的拉屎并不是说说而已，

很多顺产的妈妈

一定会对这段尴尬的回忆记忆犹新，

因为她们的宝宝就是和便便一起出来的。

剖宫产到底是什么感觉?

你以为你选择剖宫产就

不用忍受强烈的宫缩阵痛?

实际上选择剖宫产的妈妈

大部分是因为被隔壁床顺产

的受难同胞嚎叫到吓哭。

然后在你剖宫产手术签字之前,

等医生把风险说完,

你老公可能觉得你马上

就要死了。

接着进入手术阶段，
你会感觉肚子像有一台吸尘器
把你的宝宝吸出来。
手术结束之后你还会发现，
这该死的宫缩居然生完还是来了，
所以说该来的永远也逃不掉。

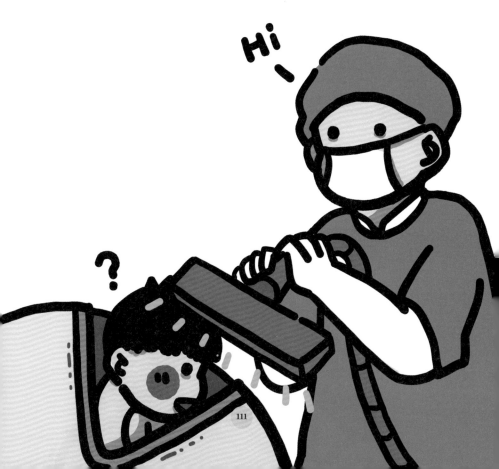

听说顺产比剖宫产
对孩子**好**？

相比剖宫产，顺产最大的好处

就是宝宝在通过妈妈

产道的过程中

吃到了大量含

有微生物的液体，

液体保留在出生后的宝宝肠道里

让宝宝更快建立免疫系统

和消化系统里的菌群。

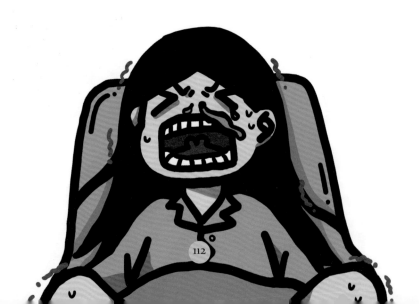

不过剖宫产的宝宝

通过母乳喂养也可以获得

这些有益微生物。

不管是顺产还是剖宫产

跟宝宝以后的智商、

性格、运动能力

都没有什么关系。

选择剖宫产还是顺产，

都是根据妈妈的身体情况而定的，

不需要被这件事套上枷锁哦！

第 十 五 章

"卸货"之后我怎么还有大肚子?

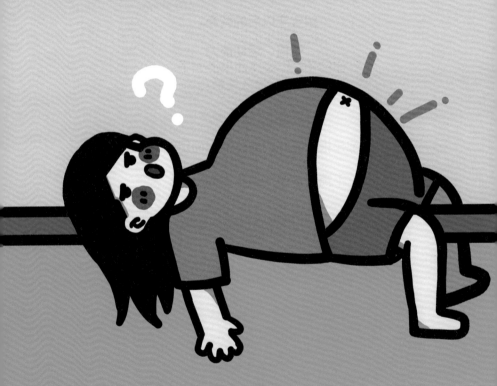

"卸货" 之后我怎么还有大肚子？

要知道，没有怀孕的时候，

你的子宫只有鸡蛋那么大，

但是到生的那一天，

你的子宫已经比西瓜还大了。

你的五脏六腑都被宝宝压得移位了。

生完宝宝之后，子宫有一个自我恢复的过程。

这个过程一般需要7周左右，

但是大小和位置不可能恢复如初。

不要着急变回原来的自己，

从心里接纳变成妈妈以后，

这个了不起的自己，

慢慢地，你的美丽就会回来。

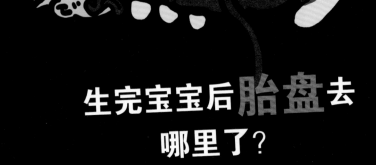

生完宝宝后**胎盘**去哪里了？

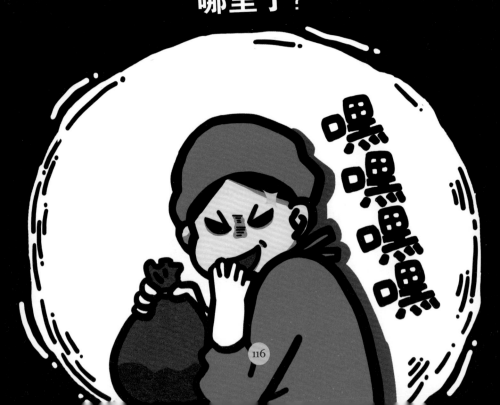

嘿嘿嘿嘿嘿

116

很多人以为胎盘交给医院以后会被卖掉，

但其实真的是你想太多了。

胎盘就是一堆血管，

通常会被医院当医疗垃圾焚烧处理。

那胎盘真的可以吃吗？

胎盘和宝宝一起出来以后很容易滋生细菌，

特别是夏天！很容易臭掉。

当然胎盘在很多地方有自己奇怪的处理方法，

有些地方会把胎盘埋在树下。

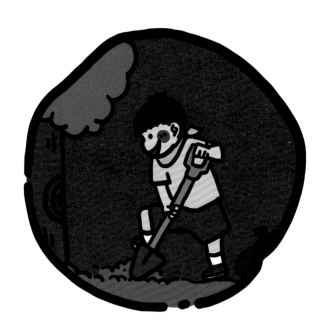

女生生孩子居然还有
好处?

聊点开心的。

一旦怀孕,

宝宝的一部分干细胞

会进入母体

并且修复妈妈受损的

器官组织,

提高妈妈的身体免疫力。

简单来说,

生过宝宝,

妈妈可以增强10年的免疫力。

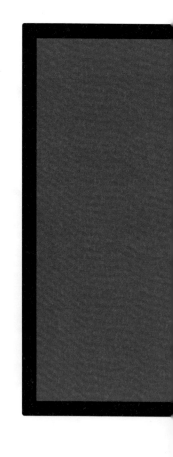

这份免疫力可以

保护妈妈免受妇科肿瘤的侵害。

不过，只有拥有过完整怀孕

过程的妈妈，

才能拥有这个技能。

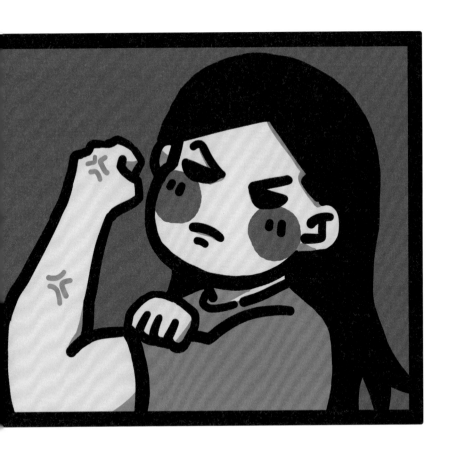

关于爸爸

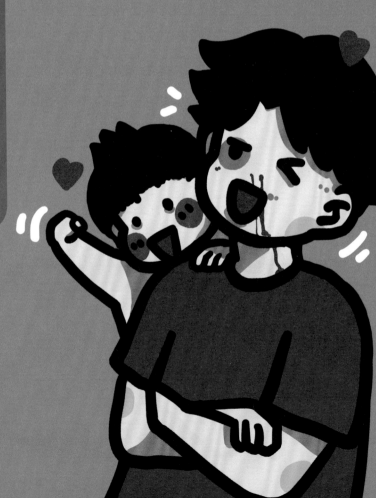

第十六章

爸爸们请熟读这份奶爸『保命指南』

怀孕篇

老婆怀孕之后要把孕期注意事项

和如何照顾孕妇的108种方式都自觉看完。

怀孕不让孕妈吃的，要两个人一起忌口，

老婆不能出去耍，你也要在家陪着，

这样老婆心里才能平衡。

产检不必每次都在，

但陪着的过程中一定不能心不在焉，

毕竟你是来做辅助的，

不是来给老婆添堵的。

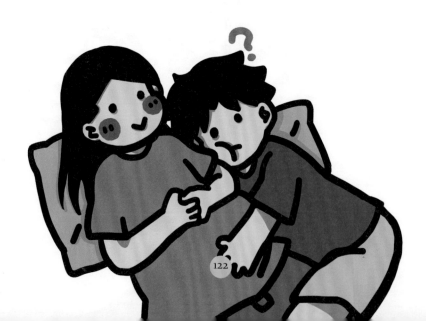

生育篇

老婆生孩子时，虽然你不一定能帮上忙，

但也不可以在这个时候玩手机游戏。

老婆出产房后，第一眼看到的人必须是你，

她都那么辛苦了，你最心疼的人只能是老婆。

当别人沉浸在迎接新生宝宝的喜悦中时，

你要记住，要最先关心老婆，

她现在的脆弱敏感如果没有及时得到你的关注和安抚，

这份伤害将会伴随她很久。

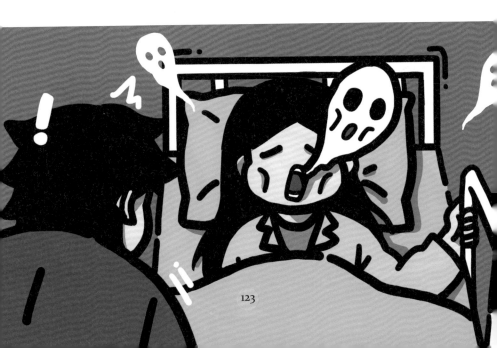

奶爸育儿篇

孩子出生后老婆喂奶，

你就给宝宝换尿布，

老婆哄睡，你就去做家务。

反正你不能闲着，

而且绝对不可以分！房！睡！

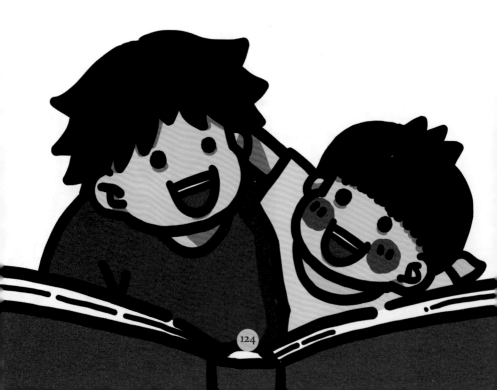

生孩子最难的那部分老婆已经解决了，

剩下的陪玩、读绘本、辅导作业，

你一定要顶上。

一个奶爸的自我修养务必是

能养家、会陪娃、懂浪漫

一样都不能少！

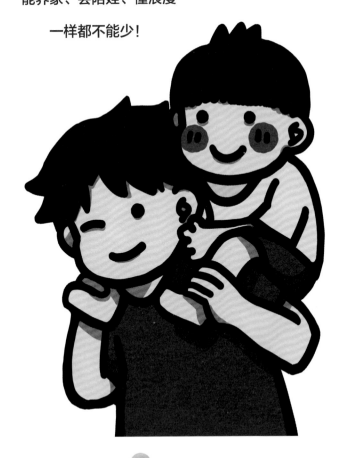

第十七章

爸爸在孕期也有冷知识哟

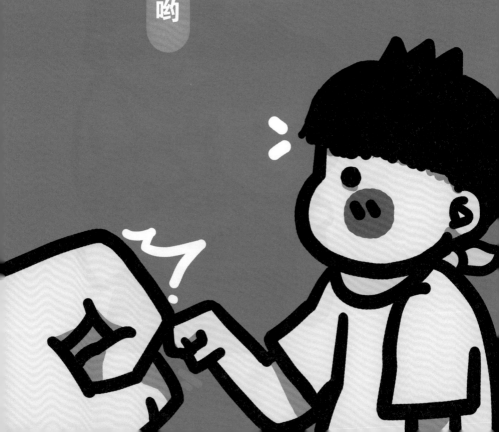

为什么不能惹怀孕的 老婆生气?

怀孕后，如果准妈妈经常生气、焦虑，

宝宝可以感受到她的情绪

然后和妈妈一起哭。

如果熬夜，没吃饱或者宝宝快出生的时候

舍不得妈妈这栋温暖的"大别墅"，

他还是会哭，所以老公一定不要惹老婆生气哦！

宝宝是会记仇的，

你也不想宝宝出生就记得爸爸欺负过妈妈吧！

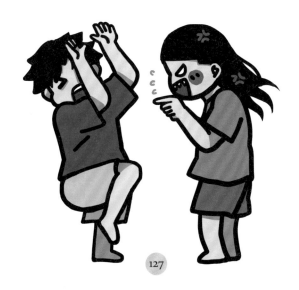

带老婆出门
肚子里的宝宝会
觉得冷或者热吗？

不会！

宝宝有子宫和羊水的保护，

无论外面是严寒还是酷暑

都不会受到影响。

但如果妈妈体温升高，

肚子里的宝宝就会觉得热，

可这也很危险。

如果妈妈体温持续升高，

宝宝不仅会燥热，

还会心跳加速甚至缺氧，

所以各位爸爸们，

只有照顾好妈妈，
宝宝才会好好的。

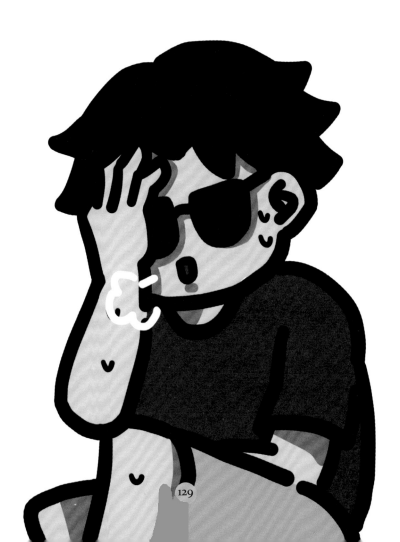

能在宝宝出生前就知道**性别**吗?

每当有人说酸儿辣女时,

我就会"翻白眼"。

怀孕后变得特别能吃酸,

其实是因为宝宝骨骼发育缺钙啦。

不过疯狂爱吃甜的老婆大多是……心理问题,

太焦虑,过于担心宝宝,

就要吃甜食来安慰自己。

在妈妈心里，
男孩、女孩
都是一样的。
所以看到
老婆总是想吃甜食的话
一定要注意她的心理状态，
给她满满的安全感！

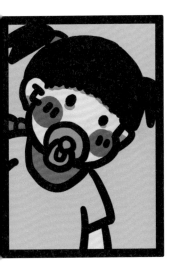

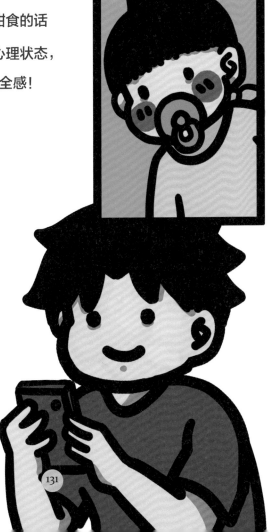

生孩子时的**针头**
有多粗

不管是剖腹产打的麻醉药，

还是顺产打的无痛针，

都叫硬膜外针，长达10厘米。

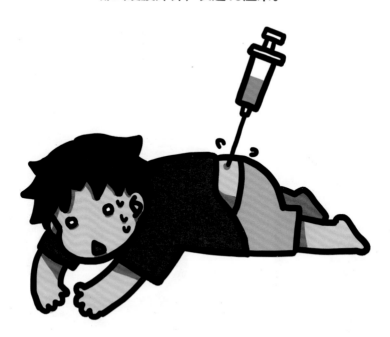

注射时需要孕妈抱着自己的腿，

弓起身体，

针头从孕妈的脊柱间隙穿过，

大概要穿刺进3厘米。

很多孕妈打完后，

会有腰疼的后遗症，

但是这种痛比起生孩子来说，

已经减轻了很多。

生孩子真的要承受很多痛苦，

所以在老婆说腰痛的时候，

不要抱怨老婆矫情，

应多给老婆一点关爱。

生孩子真的有保大保小吗？

电视剧里总是上演要产房外的老公

做出保大还是保小的决断，

但其实真相是你根本不用选。

医生考虑得会比家属周全，肯定会以产妇为第一位，

只有妈妈先平安，宝宝才会平安。

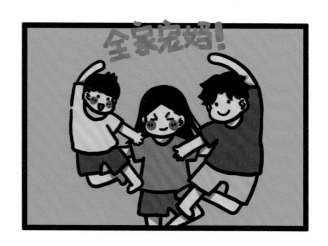

一定要记得定期做产检，

顺利分娩真的没有想象中那么艰难。

生孩子老公需要**做**的事

1

提前联系医院，

特别是要问清楚，

能不能打无痛。

2

主动准备待产包，

不要让老婆

在孕晚期还要操劳准备。

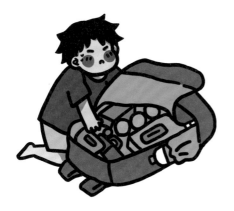

3

耐心等待不要乱跑，

妻子挂催产素，打无痛，

顺转剖等，

都是需要老公签字的。

这段时间就不要忙其他的

事情或者打游戏了。

4

生完孩子优先关心老婆，

其次才是孩子。

生完孩子的女性

不仅身体弱，

心理也会更加脆弱，

所以一定要先安慰老婆，

对她说声："辛苦了！"

男人也可以**喂奶**哟

如果条件合适，男人也可以喂奶。

因为男性的硬件设施和女性一样

有血管、神经、乳腺和其他发挥哺乳作用的构造。

而现在之所以不能哺乳，

只是因为体内缺少足够的

雌激素和催乳素。

在特殊情况下，

如果给男性服用影响

激素分泌的药物，

说不定未来

就是爸爸专门喂奶了呢！

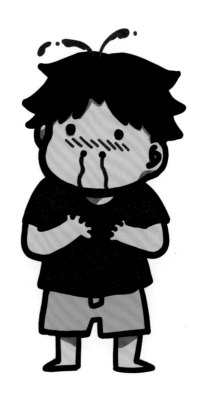

听说产后第一年容易
离婚

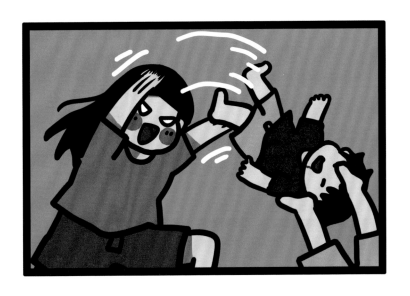

在离婚时间统计中，产后第一年的离婚率是最高的，即使没有闹到离婚这一步，夫妻也是吵架不断，这主要是因为刚生下宝宝，老婆身体、精神都没有恢复好，是非常没有安全感的，而老公适应爸爸这个角色又很慢，所以很容易因为带娃问题争吵，想要避免争吵，给各位宝爸三点建议。

1

跟老婆一起照顾宝宝，

快速适应爸爸的身份，

不要把带娃扔给老婆，

做甩手掌柜。

3

理解尊重老婆，

不扩大矛盾范围，

宝爸要理解宝妈的

情绪波动，

如果有矛盾，

尽量内部解决，

不要闹到长辈那里。

2

让老婆掌管财政，

给她足够的安全感，

从精神和经济上双重支撑。

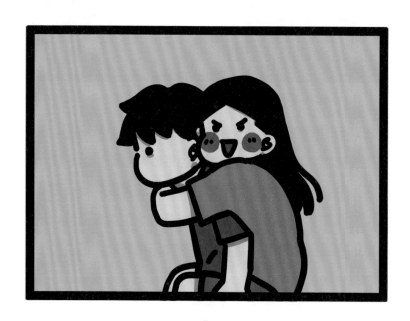

关于育儿

——了解宝宝的心，是妈妈的终生课题——

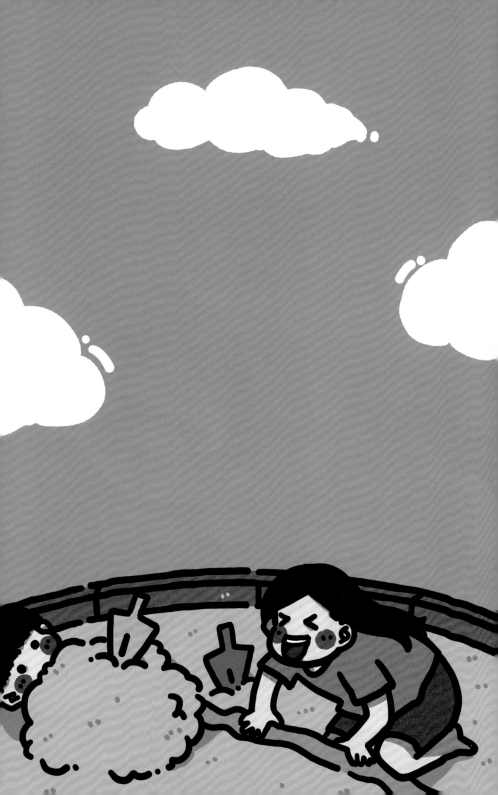

第 十 八 章

好奇，小宝宝心里都在想什么呀？

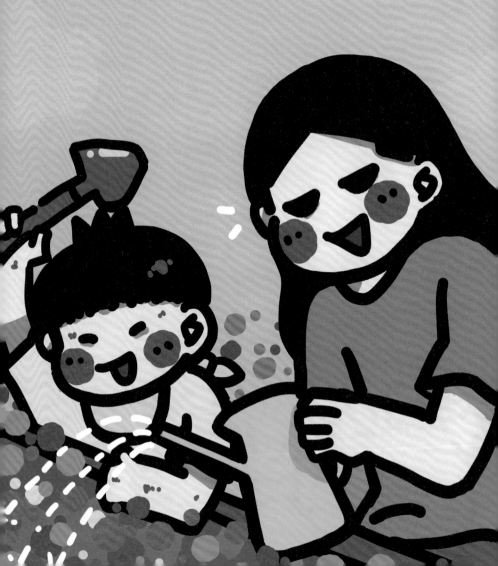

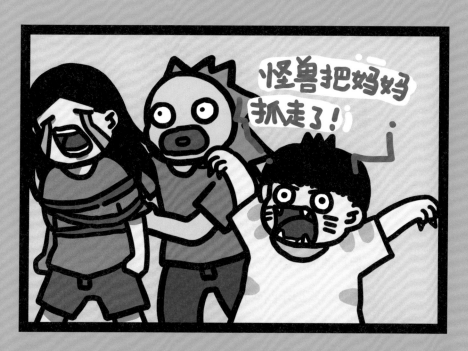

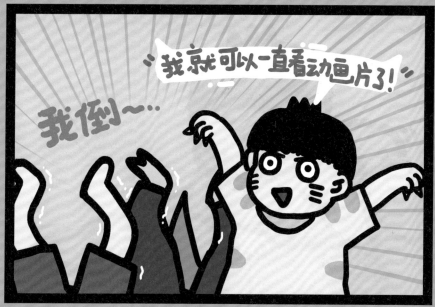

0~3 岁的小宝宝
最**喜欢**干什么呀？

0岁到1岁的小宝宝，

话都说不清楚，但你要知道，

但凡他们伸出手就是对那个东西感兴趣，

也很喜欢把东西放到嘴巴里来确认一下：

咦，这个咬起来很硬的东西是什么呀？

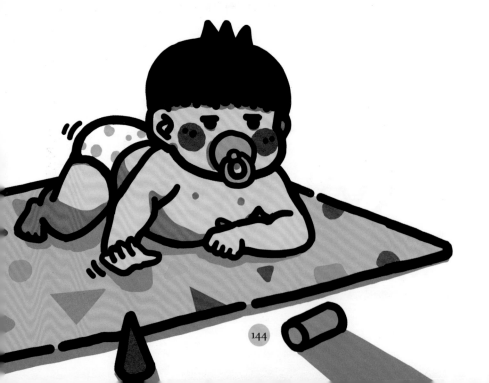

144

当然，他们也超喜欢把手里的东西丢开，

"啊，小家伙怎么又丢啦？"

因为你们一定会对这件事做出反应。

2岁到3岁的宝贝，只要被你夸奖过的事，

他们就很喜欢重复去做。

所以想要一个懂礼貌、

爱干净的小朋友，就要会夸哦！

所谓可怕的"2岁"，其实也不过是

宝贝不喜欢被大人管束了，

对自己的食物和玩具占有欲超强，

他们正是充满了探索精神的小小探险家呀！

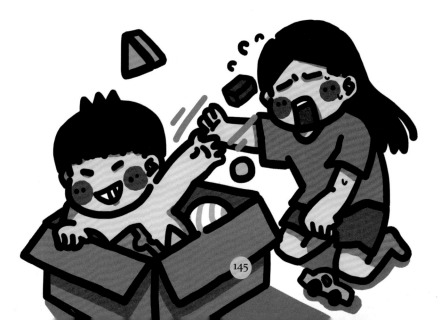

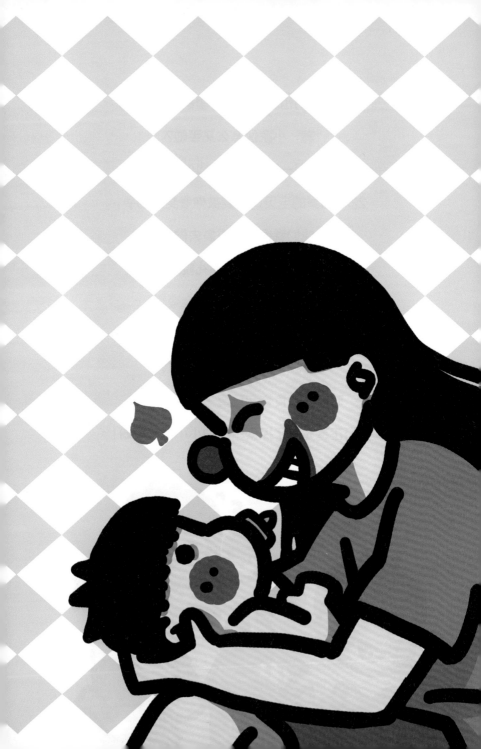

出生后第一年的**亲密关系**有多重要

哪个阶段的发展对孩子的成功影响最大

A. 出生后第一年
B. 学龄前
C. 5~10岁
D. 青春期
E. 以上所有

　　你的选择可能是（E），然而正确答案是（A），因为在这个阶段家长在孩子大脑发育过程中留下的印象最为持久。信不信由你！出生后的第一年，父母对孩子性格和情感发展的影响最明显，他们看起来只是在吃吃喝喝睡睡，但这是他一生中大脑发育最快的时期。

　　"我哭了，就有人来安慰""我饿了，就有人喂我"，他们会把这种安全感储存起来，慢慢形成对这个世界的认知和信任，能学着信任别人，对宝宝将来的人际关系产生非常好的影响。这份亲密关系，把握住真的很重要。

你和宝宝属于什么 亲密关系?

知道自己是什么类型的家长,宝宝是什么性格的宝宝,了解了你们的关系类型,就可以找到更适合的方法和宝宝相处哦!

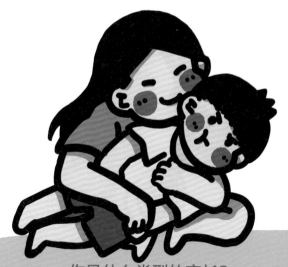

你是什么类型的家长?

* 喜欢宝宝向自己撒娇

* 会陪宝宝玩,直到宝宝玩腻为止

* 即使宝宝不听话,也不会太放在心上

* 对于育儿方面的问题,不会太参考朋友的意见

* 对网络上的育儿信息没有太大的兴趣

* 比起让宝宝学习各项技能,觉得可以与宝宝在一起,让宝宝快乐更 为重要

* 比起让宝宝好好学习,觉得让宝宝养成良好生活习惯才是更重要的

* 希望宝宝长大以后能自己选择想走的路

有0~3项符合的是干脆利落型家长:在育儿方面较有主 见,希望可以引导宝宝健康发展。

有4~8项符合的是悠闲自在型家长:在育儿方面以宝宝为 中心,重视并尊重宝宝个性的发展。

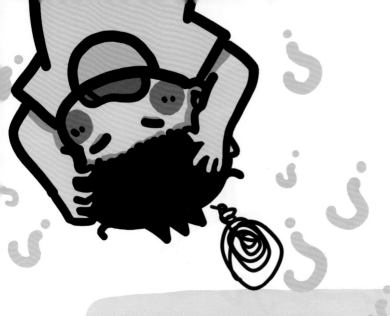

宝宝是什么类型的呢？

* 宝宝很容易接受新事物（比如新玩具）

* 宝宝比较好动

* 比周围其他宝宝更明显地表现出自己的喜好

* 宝宝不太愿意自己一个人玩耍

* 宝宝对新东西好奇心强，但很快就厌倦了

* 宝宝最近变得容易发脾气，还会嘟嘟囔囔表示不满

* 宝宝爱撒娇

* 看到其他宝宝会表现出好奇

有0~3项符合的是自我主张型宝宝：宝宝在对事物了解的基础上才会慢慢产生兴趣。

有4~8项符合的是顽皮型宝宝：宝宝对新事物快速适应，但兴趣善变。

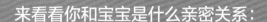

来看看你和宝宝是什么亲密关系：

* 干脆利落型家长 × 顽皮型宝宝——猴子型亲子关系

* 悠闲自在型家长 × 顽皮型宝宝——北极熊型亲子关系

* 干脆利落型家长 × 自我主张型宝宝——鸭子型亲子关系

* 悠闲自在型家长 × 自我主张型宝宝——鲸鱼型亲子关系

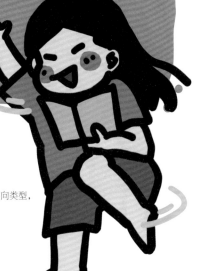

（本测试只反映某时期内家长与宝宝的主要倾向类型，
实际上有时两种类型特征可能是并存的）

猴子型亲子关系：

宝宝仍处于无法控制自己情绪的时期，有时会表现出急躁、霸道的情况。但是，这只是宝宝将自己一瞬间的所思所想毫无保留地表现出来而已。家长可能会希望宝宝按自己设想的状态去玩，但是宝宝也有他自己喜欢的玩法。至于如何与其他宝宝和睦相处，需要家长慢慢地告诉他。

北极熊型亲子关系：

宝宝玩得很高兴的时候，突然就没了兴趣，这是这个阶段的宝宝正常的状态，而不是因为家长没有好好陪宝宝玩，而使宝宝对游戏提不起兴趣。

试着让玩具加入宝宝的游戏，让玩具与宝宝"说话"，会使宝宝更享受游戏。

鸭子型亲子关系：

宝宝看到一件新玩具时的反应和表现方式因人而异。比如，有的宝宝会马上伸手去拿，表现出强烈的兴趣，也有隔着一段距离，观察一段时间后再伸手拿的宝宝。如果在宝宝还没有做好心理准备时就要求他作出反应，可能会使他产生抵抗情绪。所以，家长应该尊重宝宝的个性，耐心等待宝宝的成长。

鲸鱼型亲子关系:

有时从宝宝表情上难以看出他的反应,但其实他的兴趣可能已经在心中萌芽了。因为现在的宝宝语言表达能力还比较弱,所以可以通过玩一些有动作、拟声词的游戏,引导宝宝说出"真开心""宝宝想"之类的话。先从享受由身体接触带来的愉悦开始吧!

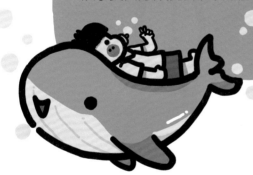

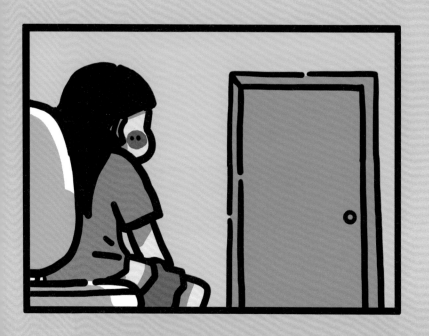

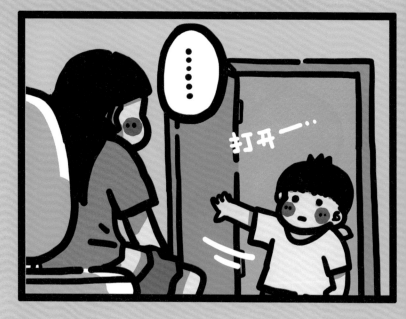

第十九章

大拖拉提出的反向育儿为什么这么火?

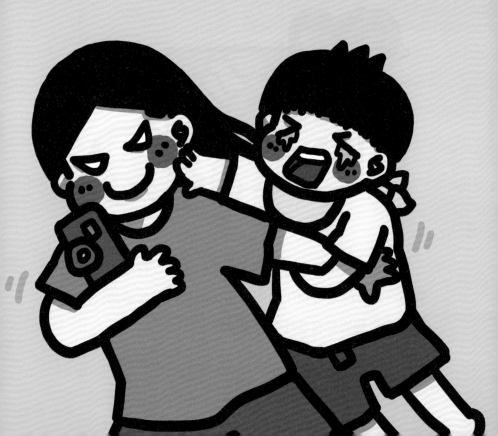

当代妈妈的**特点**

　　大拖拉是非常典型的"90后"妈妈，比起专家说的育儿先育己，我更在乎育儿先让自己快乐。当我提出的《反向育儿》登上热门榜第四的时候，我就知道，大家真的很喜欢有个情感出口来表达：我做了妈妈！我也要快乐！

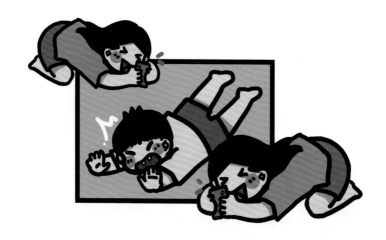

　　妈妈的快乐其实才是宝宝快乐的基础，在注重心理发展的今天，能活得快乐其实才是大部分妈妈希望的。那么"90后"妈妈都有些什么特点呢？

1.非常懒

"90后"目标明确，

就是生个孩子照顾自己，

刚会走就要帮妈妈拿快递，

吃不下的就给娃，

连睡前都要先帮妈妈关灯哦！

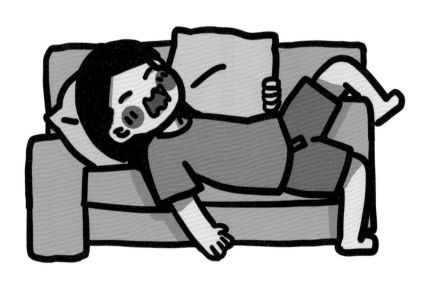

2.很叛逆

待产包里放口红，

刚生完娃就要化妆好看一点，

注重隐私，喂奶绝不让别人看，

母乳时娃要敢咬我，果断咬回去。

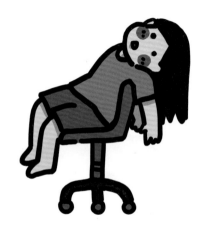

3.走娃的路，

让娃无路可走

自己懒，是因为当年老妈太勤快，

所以要想娃勤快，那自己必须懒下去，

生了女儿，就让娃自学编辫子，

学会再给妈妈编。

生了儿子要培养他，

做妈妈合格大棉裤，

出门帮提东西是基本操作，

平时的家务也要及时操练起来，

最好三岁能刷碗，

四岁会拖地，

五岁承包全家人的饮食起居。

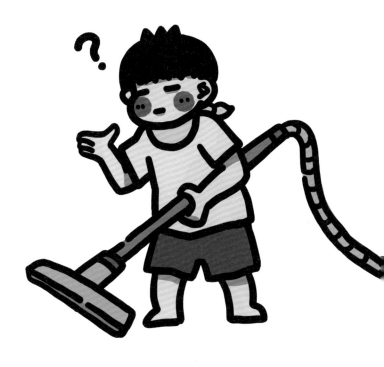

那些全网爆火又爆有用的反向育儿操作

1

如果娃总是早上吵你睡觉，

那你记得在娃熟睡时，也把他吵醒。

几次过后，娃就知道，

睡觉的妈妈绝对不能惹！

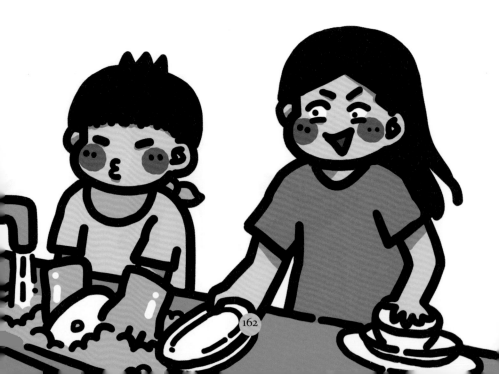

2

平时讨厌洗碗，

那就早点给娃买洗碗小凳子，

吃完饭，可怜地对娃说：

"妈妈好笨哦，碗都不会洗，

不像宝宝那么聪明，一学就会。"

娃听完就会骄傲回应：

"妈妈太笨了，只有我能洗!

说完就搬着小凳子去洗碗了。"

3

带娃出门手里大包小包的，

而娃又只顾自己往前走，

就赶紧蹲下来假装哭着说：

"妈妈手里好多东西，

都没法牵宝宝了，

不牵着，妈妈会迷路的。"

娃看到就会跑过来，

牵着手不说，

还会帮你拿东西呢!

4

如果娃哭闹着要买玩具，

千万别把他当小朋友，认真地拿起说明书说：

"上面写了，这是3岁到6岁

小朋友玩的。

你今年4岁，不可以玩哦！"

于是娃默默地把玩具

放了回去……

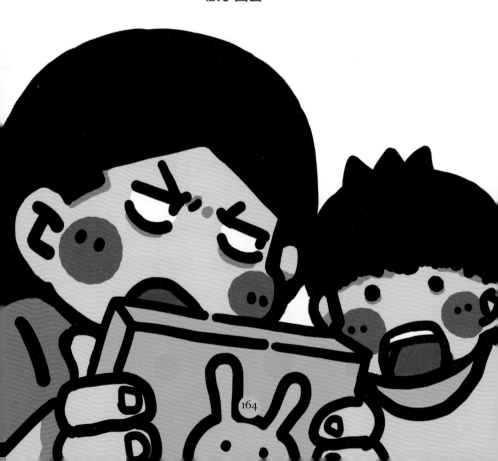

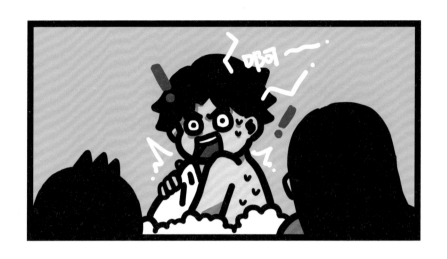

5

娃如果总找妈，

整天"妈妈"喊个不停，

那在学话时就先学喊爸爸，

平时只要老公在家就对娃说：

"我们去看看爸爸在干吗！"

连洗澡时都不要放过，

让娃养成随口喊爹、

随时找爹的好习惯。

6

把娃交给闺蜜带，又怕娃作妖，

就对娃说："这个阿姨需要你的保护，

你要待在阿姨身边，

别让她离开你的视线哦！"

娃会马上兴奋地点头答应，

百试不爽。

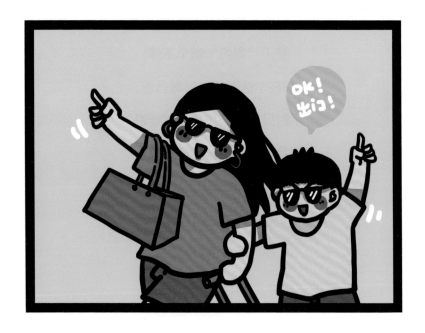

7

和娃出去玩，但娃不想被牵手，

于是跟娃说："你这样放开妈妈，

要是妈妈丢了，找不到家怎么办？"

于是娃就会乖乖拉手。

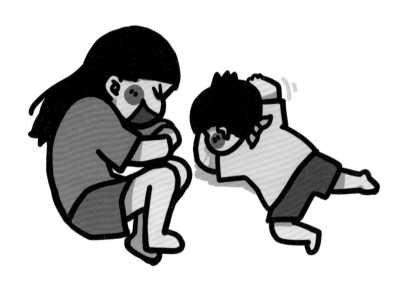

8

吃饭时娃闹腾，偏抢你碗里的食物，

你就马上装作委屈的样子，嚎啕大哭，

让娃无法轻举妄动，

甚至还会反过来哄你。

看着他们**长大**，仿佛看到了小时候的自己

—— 我们正在补偿式育儿 ——

想想咱们小时候买衣服，

老妈一句"过两年还能穿"，

"90后"的童年就没怎么穿过

正好合身的衣服。

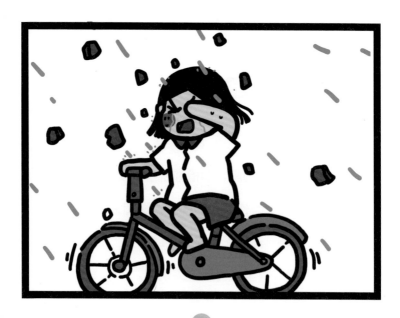

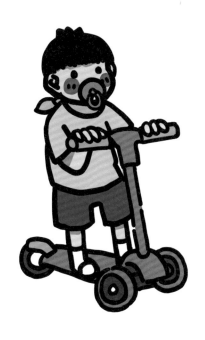

所以，现在我的娃，

衣服、鞋子、小包包，

我只买合身的、好看的。

回忆起小时候的童年，

妈妈的买菜推车都能玩一整个夏天，

所以隔壁小朋友有自行车，

已经把我馋哭了。

现在我的娃溜溜车、平衡车、滑板车……

应有尽有，全部安排。

毕竟……

本"90后"也想要

娃推着我玩小车车呢！

小时候为了爸妈的面子，

我的玩具别人喜欢就得给出去，

发生争执先道歉的永远是我，

受了委屈还不能哭。

现在只要我的娃有理，

无论如何我都要维护到底，

决不让她把委屈藏心里！

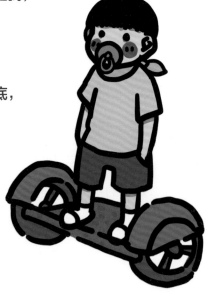

小时候得不到爸妈长久的陪伴，

总是害怕睡醒时他们不在面前，

现在即使我是职场妈妈要上班，

也一定把娃留在身边！

小时候总是不敢向爸妈表达想法，

因为不小心就会换来一顿臭骂。

现在我的娃想说啥说啥，

我愿意当她一辈子的朋友呀！

小时候自己

不曾得到的，

现在一定让娃

全都拥有，

做个快乐的小朋友！

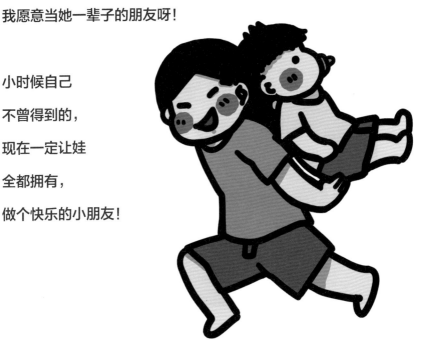

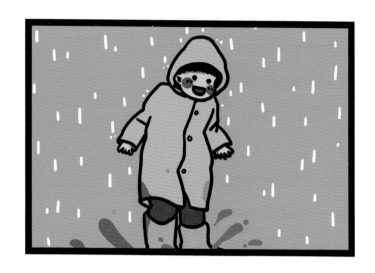

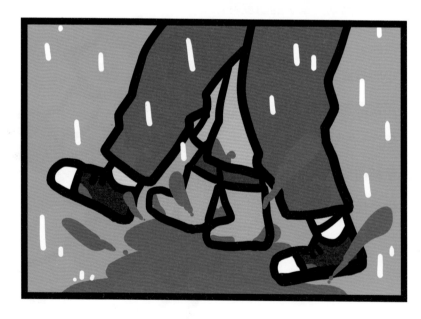

小时候爸妈不让养的宠物，

现在统统安排上，

我的娃从小就必须是"猫奴""狗奴"。

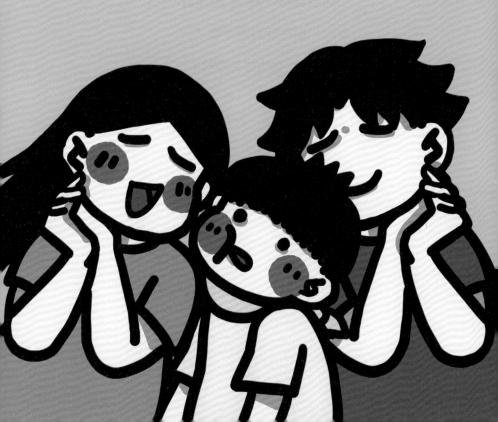

小时候爸妈不让吃的零食，

现在我和娃抱着一起吃，

甚至她的零食只是我零食的冰山一角。

小时候爸妈总拿我和别人家小孩比，

现在在我心里，我的娃最优秀，谁也比不上。

小时候爸妈只关心我成绩好不好，

现在我的娃上学了，

谈恋爱、交朋友一样都不准少！

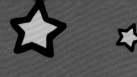
致读者的一封信

也许你是一位正在孕育新生命的爸爸或者妈妈，

或许你是对自己的出生感到好奇的朋友，

非常感谢你能和我一起感受这趟可爱的生命之旅！

作为一名"90后"新手妈妈，

我知道怀孕这件事总有着各种意外和收获。

从无助彷徨到坦然接受肚子里的新生命，

我和你一样，对接下来的生活充满好奇，

谢谢你们的陪伴，谢谢你和我一起好奇！

愿你的生活能有一瞬间被我的可爱治愈！

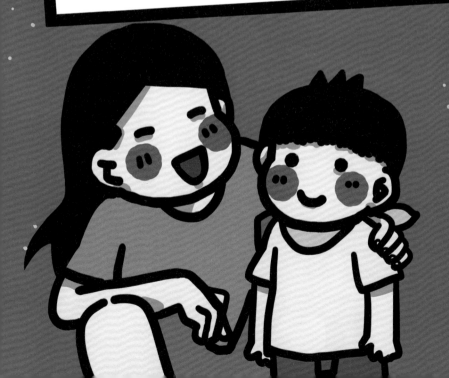

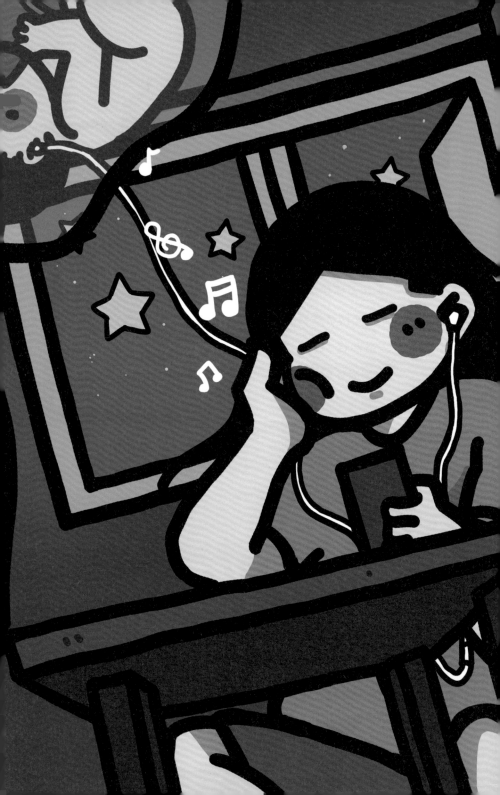

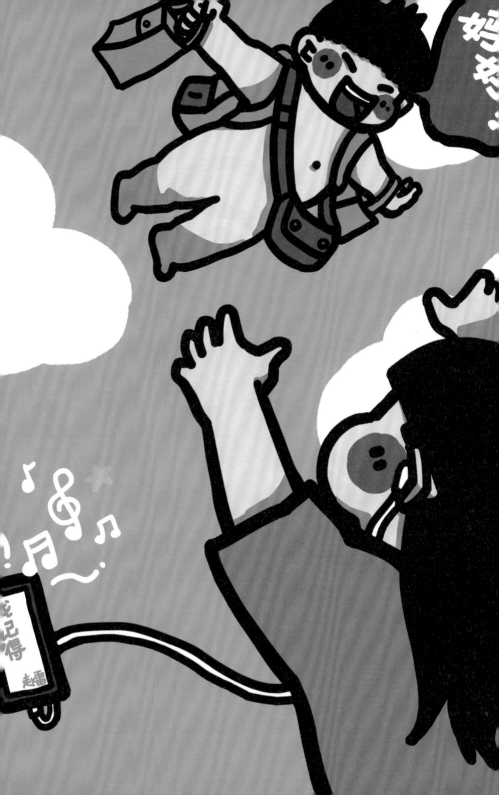

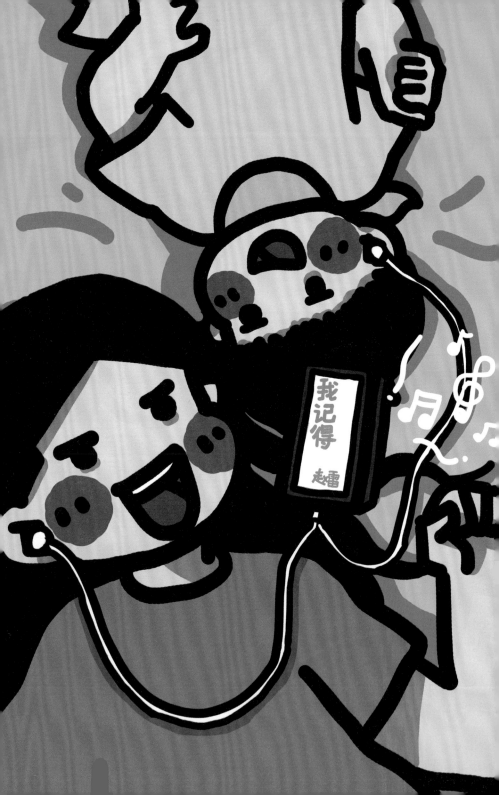

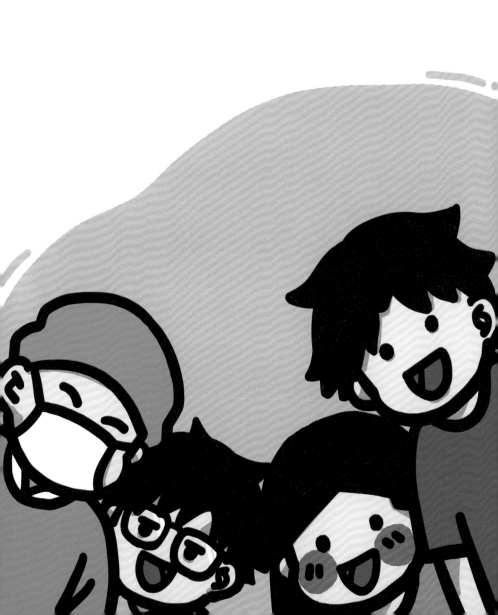